典籍裏的中醫叢書

新刊王氏脉經

楊建宇 吕沛宛 朱慶文 主編

中原農民出版社
·郑州·

圖書在版編目（CIP）數據

新刊王氏脉經/楊建宇，吕沛宛，朱慶文主編. —鄭州：中原農民出版社，2022.5
（典籍裏的中醫叢書）
ISBN 978-7-5542-2503-5

Ⅰ.①新…　Ⅱ.①楊…　②吕…　③朱…　Ⅲ.①脉經-中國-晉代
Ⅳ.①R241.11

中國版本圖書館CIP數據核字（2021）第259396號

新刊王氏脉經
XINKAN WANGSHI MAIJING

出 版 人：劉宏偉
策劃編輯：劉培英
責任編輯：劉培英　王　銘
責任校對：彤　冰
責任印製：孫　瑞
裝幀設計：薛　蓮

出版發行：中原農民出版社
地址：鄭州市鄭東新區祥盛街 27 號 7 層　　郵編：450016
電話：0371-65713859（發行部）　0371-65788677（編輯部）
經　　銷：全國新華書店
印　　刷：河南瑞之光印刷股份有限公司
開　　本：889 mm×1194 mm　1/16
印　　張：14.5
字　　數：171 千字
版　　次：2022 年 5 月第 1 版
印　　次：2022 年 5 月第 1 次印刷
定　　價：128.00 元

編委會

出版者的話

中醫藥凝聚著深邃的哲學智慧和中華民族幾千年的健康養生理念及其實踐經驗，是中國古代科學的瑰寶，也是打開中華文明寶庫的鑰匙；深入研究和科學總結中醫藥學對豐富世界醫學事業、推進生命科學研究具有積極意义，大力發揚中醫藥是未來的重要任務。爲了傳承和發揚光大中醫藥學，使中醫藥學更好地爲全人類的健康保健和疾病防治服務，我們特從浩如煙海的中醫典籍裏精選了《黄帝内經素問》《黄帝内經靈樞》《神農本草經》《溫病條辨》《難經・難經正义》《新刊王氏脉經》，輯爲『典籍裏的中醫叢書』。

『典籍裏的中醫叢書』精選善本，力求復現原文，呈現中醫典籍美篇；堅持繁體豎排，更具有傳統文化底蘊，超顯中醫文獻典籍的書卷之馨；中醫藥典籍源遠流長，版本多甚，文字有異，對書中異體字、通假字徑直統一，減少研閱阻礙；重在原文，少選釋註，僅加句讀，給發皇古义，尋覓先賢之旨留下更大的理性思緒空間，利于學術探研。

期望『典籍裏的中醫叢書』的出版，能充分展現中醫藥學根源與精髓之所在，使廣大的中醫人通過溫習中醫經典、傳承中醫經典、弘揚中醫經典，成就更多中醫大師，爲實現『健康中國』做出自己的貢獻。

脉經序

晉太醫令　王叔和撰

脉理精微，其體難辨，弦緊浮芤，展轉相類。在心易了，指下難明。謂沉爲伏，則方治永乖；以緩爲遲，則危殆立至，況有數候俱見，異病同脉者乎！夫醫藥爲用，性命所繫。和鵲至妙，猶或加思；仲景明審，亦候形證，一毫有疑，則考校以求驗。故傷寒有承氣之戒，嘔噦發下焦之間。而遺文遠旨，代寡能用，舊經秘述，奧而不售，遂令末學，昧於原本，互兹偏見，各逞己能。致微痾成膏肓之變，滯固絶振起之望，良有以也。今撰集岐伯以來，逮于華陀，經論要訣，合爲十卷。百病根源，各以類例相從，聲色證候，靡不該備。其王、阮、傳、戴、吴、葛、吕、張，所傳異同，咸悉載録。誠能留心研窮，究其微賾，則可以此蹤古賢，代無夭横矣。

天地以生物為心，故古之聖賢，著書立論，教人以智而濟人之生也，得其書而自秘者，豈天地聖賢之心乎。夫治病莫重於明脉，脉法無出於王氏脉經之爲精密。本堂所刻，不欲自秘，先以《針灸資生經》梓行矣，今復刻脉經與衆共之，庶以传當世濟人之道，且無負古人著書之意云。時天歷庚午仲夏建安葉日增誌于廣勤書堂。

新刊王氏脉經目録

朝散大夫守光禄卿直秘閣判登聞檢院上護軍臣林億　等類次

新刊王氏脉經卷第一

新刊王氏脉經卷第二

新刊王氏脉經卷第三

新刊王氏脉經卷第八

新刊王氏脉經卷第九

新刊王氏脉經卷第十（手檢圖三十一部）

新刊王氏脉經卷第一

朝散大夫守光禄卿直秘閣判登聞檢院上護軍臣林億　等類次

脉形狀指下秘訣第一（二十四種）

浮脉，舉之有餘，按之不足（浮於手下）。

芤脉，浮大而軟，按之中央空，兩邊實（一曰手下無兩傍有）。

洪脉，極大在指下（一曰浮而大）。

滑脉，往來前却流利，展轉替替然，與數相似（一曰浮中如有力，一曰漉漉如欲脱）。

數脉，去來促急（一曰一息六七至，一曰數者進之名）。

促脉，來去數，時一止復來。

弦脉，舉之無有，按之如弓弦狀（一曰如張弓弦，按之不移，又曰浮緊爲弦）。

緊脉，數如切繩狀（一曰如轉索之無常）。

沉脉，舉之不足，按之有餘（一曰重按之乃得）。

伏脉，極重指按之，著骨乃得（一曰手下裁動，一曰按之不足、舉之無有，一曰關上沉不出名曰伏）。

革脉，有似沉、伏、實、大而長，微弦（《千金翼》以革爲牢）。

實脉，大而長，微強，按之隱指愊愊然（一曰沉浮皆得）。

微脉，極細而軟或欲絶，若有若無（一曰小也，一曰手下快，一曰浮而薄，一曰按之如欲盡）。

澀脉，細而遲，往來難且散，或一止復來（一曰浮而短，一曰短而止或曰散也）。

細脉，小大於微，常有，但細耳。

軟脉，極軟而浮、細（一曰按之無有，舉之有餘，一曰細小而軟，軟一作濡，曰濡者，如白衣在水中，輕手相得）。

弱脉，極軟而沉細，按之欲絶指下（一曰按之乃得，舉之無有）。

虚脉，遲、大而軟，按之不足，隱指豁豁然空。

散脉，大而散，散者，氣實血虚，有表無裏。

緩脉，去來亦遲，小駃於遲（一曰浮大而軟，陰浮與陽同等）。

遲脉，呼吸三至，去來極遲（一曰舉之不足，按之盡牢；一曰按之盡牢，舉之無有）。

結脉，往來緩，時一止復來（按之來緩，時一止者，名結陽。初來動止，更來小數，不能自還，舉之則動，名結陰）。

代脉，來數中止，不能自還，因而復動。脉結者生，代者死。

動脉，見於關上，無頭尾，大如豆，厥厥然動摇（《傷寒論》云：陰陽相搏名曰動，陽動則汗出，陰動則發熱，形冷惡寒。數脉見於關上，上下無頭尾，如豆大，厥厥動摇者名曰動）。

浮與芤相類（與洪相類）。弦與緊相類。滑與數相類。革與實相類（《千金翼》云：牢與實相類）。沉與伏相類。微與澀相類。軟與弱相類。緩與遲相類（軟與遲相類）。

平脉早晏法第二

黄帝問曰：夫診脉常以平旦，何也？岐伯對曰：平旦者，陰氣未動，陽氣未散，飲食未進，經脉未盛，絡脉調均（《内經》作調勻），氣血未亂，故乃可診，過此非也（《千金》同《素問太素》云：有過之脉）。切脉動静而視精明，察五色，觀五藏有餘不足，六府强弱，形之盛衰，以此參伍，决死生之分。

分别三關境界脉候所主第三

從魚際至高骨（其骨自高），却行一寸，其中名曰寸口。從寸至尺，名曰尺澤，故曰尺寸。寸後尺前名曰關，陽出陰入，以關爲界。陽出三分，陰入三分，故曰三陰三陽。陽生於尺動於寸，陰生於寸動於尺。寸主射上焦，出頭及皮毛竟手。關主射中焦，腹及腰。尺主射下焦，少腹至足。

辨尺寸陰陽榮衛度數第四

夫十二經皆有動脉，獨取寸口，以決五藏六府死生吉凶之候者，何謂也？然，寸口者，脉之大會，手太陰之動脉也。人一呼脉行三寸；一吸脉行三寸，呼吸定息，脉行六寸。人一日一夜，凡一萬三千五百息，脉行五十度，周於身，漏水下百刻，榮衛行陽二十五度，行陰亦二十五度，爲一周（晬時也）。故五十度而復會於手太陰。太陰者寸口也，即五藏六府之所始終，故法取於寸口。

脉有尺寸，何謂也？然，尺寸者，脉之大會要也。從關至尺是尺内，陰之所治也。從關至魚際是寸口内，陽之所治也。故分寸爲尺，分尺爲寸。故陰得尺内一寸，陽得寸内九分，尺寸終始一寸九分，故曰尺寸也。

脉有太過，有不及，有陰陽相乘，有覆，有溢，有關，有格，何謂也？然，關之前者，陽之動也，脉當見九分而浮。過者，法曰太過；減者，法曰不及。遂上魚爲溢，爲外關内格，此陰乘之脉也。關之後者，陰之動也，脉當見一寸而沉。過者，法曰太過；減者，法曰不及。遂入尺爲覆，爲内關外格，此陽乘之脉。故曰覆溢。是眞藏之脉也，人不病自死。

平脉視人大小長短男女逆順法第五

凡診脉，當視其人大小長短，及性氣緩急。脉之遲速、大小、長短，皆如其人形性者，則吉；反之者，則爲逆也。脉三部大都欲等，只如小人、細人、婦人，脉小軟；小兒四五歲，脉呼吸八至，細數者吉（《千金翼》云：人大而脉細，人細而脉大，人樂而脉實，人苦而脉虚，性急而脉緩，性緩而脉躁，人壯而脉細，人羸而脉大，此皆爲逆，逆則難治，反此爲順，順則易治。凡婦人脉常欲濡弱於丈夫，小兒四五歲者，脉自駃疾。呼吸八至也，男左大爲順，女右大爲順，肥人脉沉，瘦人脉浮）。

持脉輕重法第六

脉有輕重，何謂也？然，初持脉如三菽之重，與皮毛相得者，肺部也（菽者，小豆，言脉輕如三小豆之重，焰㽅作皮毛之間者，肺氣所行，故言肺部也）。如六菽之重，與血脉相得者，心部也（心主血脉次於肺，如六豆之重）。如九菽之重，與肌肉相得者，脾部也（脾在中央，主肌肉，故次，心如九豆之重）。如十二菽之重，與筋平者，肝部也（肝主筋，又在脾下，故次之）。按之至骨，舉之來疾者，腎部也（腎主骨，其脉沉至骨）。故曰輕重也。

兩手六脉所主五藏六府陰陽逆順第七

《脉法讚》云：肝、心出左，脾、肺出右，腎與命門，俱出尺部。魂、魄、穀、神，皆見寸口。左主司官，右主司府。左大順男，右大順女。關前一分，人命之主，左爲人迎，右爲氣口。神門决斷，兩在關後。人無二脉，病死不愈。諸經損減，各隨其部。察按陰陽，誰與先後（《千金》云：三陰三陽，誰先誰後）。陰病治官，陽病治府。奇邪所舍，如何捕取？審而知者，針入病愈。

心部在左手關前寸口是也，即手少陰經也。與手太陽爲表裏，以小腸合爲府。合於上焦，名曰神庭，在龜（一作鳩）尾下五分。

肝部在左手關上是也，足厥陰經也。與足少陽爲表裏，以膽合爲府。合於中焦，名曰胞門（一作少陽），在太倉左右三寸。

腎部在左手關後尺中是也，足少陰經也。與足太陽爲表裏，以膀胱合爲府。合於下焦，在關元左。

肺部在右手關前寸口是也，手太陰經也。與手陽明爲表裏，以大腸合爲府。合於上焦，名呼吸之府，在雲門。

脾部在右手關上是也，足太陰經也。與足陽明爲表裏，以胃合爲府。合於中焦脾胃之間，名曰章門，在季脅前一寸半。

腎部在右手關後尺中是也，足少陰經也，與足太陽爲表裏，以膀胱合爲府。合於下焦，在關元右。左屬腎，右爲子戶，名曰三焦。

辨藏府病脉陰陽大法第八

脉何以知藏府之病也？然，數者，府也；遲者，藏也。數即有熱，遲即生寒。諸陽爲熱，諸陰爲寒。故別知藏府之病也（府者陽，故其脉數；藏者陰，故其脉遲。陽行遲病則數，陰行疾病則遲）。

脉來浮大者，此爲肺脉也。脉來沉滑如石，腎脉也。脉來如弓弦者，肝脉也。脉來疾去遲，心脉也。脉來當見而不見爲病，病有深淺，但當知如何受邪。

辨脉陰陽大法第九

脉有陰陽之法，何謂也？然，呼出心與肺，吸入腎與肝，呼吸之間，脾受穀味也，其脉在中。浮者陽也，沉者陰也，故曰陰陽。

心肺俱浮，何以別之？然，浮而大散者，心也；浮而短澀者，肺也。腎肝俱沉，何以別之？然，牢而長者肝也；

按之軟，舉指來實者腎也。脾者中州，故其脉在中（《千金翼》云：遲緩而長者脾也）。是陰陽之脉也。脉有陽盛陰虛，陰盛陽虛，何謂也？然，浮之損小，沉之實大，故曰陰盛陽虛。沉之損小，浮之實大，故曰陽盛陰虛。是陰陽虛實之意也（陽脉見寸，曰浮而實大，今輕手浮之，更損減而小，故言陽虛，重手按之，反更實大而沉，故言陰實）。

《經》言：脉有一陰一陽，一陰二陽，一陰三陽，有一陽一陰，一陽二陰，一陽三陰。如此言之，寸口有六脉俱動耶？然，《經》言如此者，非有六脉俱動也，謂浮、沉、長、短、滑、澀也。浮者陽也，滑者陽也，長者陽也。沉者陰也，澀者陰也，短者陰也。所以言一陰一陽者，謂脉來沉而滑也。一陰二陽者，謂脉來沉滑而長也。一陰三陽者，謂脉來浮滑而長，時一沉也。所以言一陽一陰者，謂脉來浮而澀也。一陽二陰者，謂脉來長而沉澀也。一陽三陰者，謂脉來沉澀而短，時一浮也。各以其經所在，名病之逆順也。

凡脉大爲陽，浮爲陽，數爲陽，動爲陽，長爲陽，滑爲陽；沉爲陰，澀爲陰，弱爲陰，弦爲陰，短爲陰，微爲陰，是爲三陰三陽也。陽病見陰脉者，反也，主死；陰病見陽脉者，順也，主生。關前爲陽，關後爲陰。陽數則吐血，陰微則下利，陽弦則頭痛，陰弦則腹痛，陽微則發汗，陰微則自下，陽數口生瘡，陰數加微，必惡寒而煩撓不得眠也。陰附陽則強，陽附陰則癲。得陽屬府，得陰屬藏。無陽則厥，無陰則嘔。陽微則不能呼，陰微則不能吸。呼吸不足，胸中短氣，依此陰陽以察病也。

寸口脉浮大而疾者，名曰陽中之陽。病苦煩滿，身熱，頭痛，腹中熱。寸口脉沉細者，名曰陽中之陰。病苦傷悲，不樂，惡聞人聲，少氣，時汗出，陰氣不通，臂不能舉。

尺脉沉細者，名曰陰中之陰。病苦兩脛痠疼，不能久立，陰氣衰，小便餘瀝，陰下濕癢。

尺脉滑而浮大者，名曰陰中之陽。病苦小腹痛滿，不能溺，溺即陰中痛，大便亦然。

尺脉牢而長，關上無有，此爲陰干陽，其人苦兩脛重，少腹引腰痛。寸口脉壯大，尺中無有，此爲陽干陰。其人苦腰背痛，陰中傷，足脛寒。夫風傷陽，寒傷陰。陽病順陰，陰病逆陽。陽病易治，陰病難治。在腸胃之間，以藥和之；若在經脉之間，針灸病已。

平虚實第十

人有三虚三實，何謂也？然，有脉之虚實，有病之虚實，有診之虚實。脉之虚實者，脉來軟者爲虚，牢者爲實。病之虚實者，出者爲虚，入者爲實；言者爲虚，不言者爲實；緩者爲虚，急者爲實。診之虚實者，癢者爲虚，痛者爲實。外痛内快，爲外實内虚，内痛外快，爲内實外虚，故曰虚實也。

問曰：何謂虚實？答曰：邪氣盛則實，精氣奪則虚。何謂重實？所謂重實者，言大熱病，氣熱脉滿，是謂重實。

問曰：經絡俱實如何？何以治之？答曰：經絡皆實，是寸脉急而尺緩也，當俱治之。故曰滑則順，澀則逆。

夫虚實者，皆從其物類始，五藏骨肉滑利，可以長久。

從横逆順伏匿脉第十一

問曰：脉有相乘，有從（仲景從字作縱字）有横，有逆有順，何謂也？師曰：水行乘火，金行乘木，名曰從。火行乘水，木行乘金，名曰横。水行乘金，火行乘木，名曰逆。金行乘水，木行乘火，名曰順。

《經》言：脉有伏匿者，伏匿於何藏，而言伏匿也？然，謂陰陽更相乘，更相伏也。脉居陰部反見陽脉者，爲陽乘陰也。脉雖時沉澀而短，此陽中伏陰；脉居陽部反見陰脉者，爲陰乘陽也，脉雖時浮滑而長，此爲陰中伏陽也。重陰者癲，重陽者狂。脱陽者見鬼，脱陰者目盲。

辨災怪恐怖雜脉第十二

問曰：脉有殘賊，何謂？師曰：脉有弦、有緊、有澀、有滑、有浮、有沉，此六脉爲殘賊，能與諸經作病。

問曰：嘗爲人所難，緊脉何所從而來？師曰：假令亡汗若吐，肺中寒故令緊。假令欬者，坐飲冷水，故令緊。假令下利者，以胃中虚冷，故令緊也。

問曰：翕奄沉，名曰滑，何謂？師曰：沉爲純陰，翕爲三陽，陰陽和合，故脉滑也。

問曰：脉有災怪，何謂？師曰：假令人病，脉得太陽，脉與病形證相應，因爲作湯，比還送湯之時，病者因反大吐若下痢（仲景痢字作利），病腹中痛。因問言我前來脉時，不見此證，今反變異，故是名爲災怪。因問：何緣作此吐痢？答曰：或有先服藥，今發作故爲災怪也。

問曰：人病恐怖，其脉何類？師曰：形脉如循絲累累然，其面白脱色。問曰：人媿者，其脉何等類？師曰：其脉自浮而弱，面形乍白乍赤。問曰：人不飲，其脉何類？師曰：其脉自澀，而脣口乾燥也。言遲者，風也。摇頭言者，其裏痛也。行遲者，其表强也。坐而伏者，短氣也。坐而下一膝者，必腰痛。裏實護腹，如懷卵者，必心痛。師持脉，病人欠者，無病也。脉之因伸者，無病也（一云呻者病也）。假令向壁卧，聞師到，不驚起而目眄視（一云反面仰視），若三言三止。脉之，咽唾，此爲詐病。假令脉自和，處言此病太重，當須服吐下藥，針灸數十百處乃愈。

遲疾短長雜病法第十三

黄帝問曰：余聞胃氣、手少陽三焦、四時五行脉法。夫人言脉有三陰三陽，知病存亡，脉外以知内，尺寸大小，願聞之。岐伯曰：寸口之中，外别浮沉、前後、左右、虚實、死生之要，皆見寸口之中。脉從前來者爲實邪，從後來者爲虚邪，從所不勝來者爲賊邪，從所勝來者爲微邪，自病（一作得）者爲正邪。外結者，病癰腫；内結者，病疝瘕也；間來而急者，病正在心，癥氣也。脉來疾者，爲風也；脉來滑者，爲病食也；脉來滑躁者，病有熱也；

脉來澀者，爲病寒濕也。脉逆順之道，不與衆謀。

師曰：夫呼者，脉之頭也。初持之來疾去遲，此爲出疾入遲，爲内虚外實。初持脉來遲去疾，此爲出遲入疾，爲内實外虚也。

脉數則在府，遲則在藏。脉長而弦，病在肝（扁鵲云：病出於肝）。脉小血少，病在心（扁鵲云：脉大而洪，病出於心）。脉下堅上虚，病在脾胃（扁鵲云：病出於脾胃）。脉滑（一作澀）而微浮，病在肺（扁鵲云：病出於肺）。脉大而堅，病在腎（扁鵲云：小而緊）。脉滑者，多血少氣。脉澀者，少血多氣。脉大者，血氣俱多。又云：脉來大而堅者，血氣俱實。脉小者，血氣俱少。又云：脉來細而微者，血氣俱虚。沉細滑疾者熱，遲緊爲寒（又云：俱數滑疾爲熱，澀遲沉細爲寒）。脉盛滑緊者，病在外熱。脉小實而緊者，病在内冷。脉小弱而澀者，謂之久病；脉滑浮而疾者，謂之新病。脉浮滑，其人外熱，風走刺，有飲，難治。脉沉而緊，上焦有熱，下寒得冷，即便下。脉沉而細，下焦有寒，小便數，時苦絞痛，下利重。脉浮緊且滑直者，外熱内冷，不得大小便。脉洪大緊急，病速進在外，苦頭發熱癰腫。脉細小緊急，病速進在中，寒爲疝瘕積聚，腹中刺痛。脉沉重而直前絶者，病血在腸間；脉沉重而中散者，因寒食成癥。脉直前而中散絶者，病消渴（一云：病浸淫痛）。脉沉重，前不至寸口，徘徊絶者，病在肌肉遁尸。脉左轉而沉重者，氣癥陽在胸中。脉右轉出不至寸口者，内有肉癥。脉累累如貫珠不前至，有風寒在大腸，伏留不去。脉累累中止不至，寸口軟者，結熱在小腸膜中，伏留不去。脉直前左右彈者，病在血脉中衃血也。脉後而左右彈者，病在筋骨中也。脉大後小，即頭痛目眩。脉前小後大，即胸滿短氣。上部有脉，下部無脉，其人當吐，不吐者死。

上部無脉，下部有脉，雖困無所苦。夫脉者，血之府也，長則氣治，短則氣病，數則煩心，大則病進，上盛則氣高，下盛則氣脹，代則氣衰，細則氣少（《太素》細作滑），澀則心痛，渾渾革革，至如涌泉，病進而危，弊弊綽綽，其去如弦絶者死。短而急者，病在上。長而緩者，病在下。沉而弦急者，病在内。浮而洪大者，病在外。脉實者，病在内。脉虚者，病在外。在上爲表，在下爲裏，浮爲在表，沉爲在裏。

平人得病所起脉第十四

何以知春得病？無肝脉也。無心脉，夏得病。無肺脉，秋得病。無腎脉，冬得病。無脾脉，四季之月得病。

假令肝病者西行，若食雞肉得之，當以秋時發。得病以庚辛日也。家有腥死，女子見之，以明要爲災。不者，若感金銀物得之（明要二字疑誤）。

假令脾病東行，若食雉兎肉，及諸木果實得之。不者，當以春時發，得病以甲乙日也。

假令心病北行，若食豚、魚得之，不者，當以冬時發，得病以壬癸日也。

假令肺病南行，若食馬肉及麞鹿肉得之，不者，當以夏時發，得病以丙丁日也。

假令腎病中央，若食牛肉及諸土中物得之，不者，當以長夏時發，得病以戊己日也。

假令得王脉，當於縣官家得之。

假令得相脉，當於嫁娶家得之，或相慶賀家得之。

假令得胎脉，當於産乳家得之。

假令得囚脉，當於囚徒家得之。

假令得休脉，其人素有宿病，不治自愈。

假令得死脉，當於死喪家感傷得之。

何以知人露卧得病？陽中有陰也。

何以知人夏月得病？諸陽入陰也。

何以知人食飲中毒？浮之，無陽、微、細之不可知也。但有陰脉。來疾去疾，此相爲水氣之毒也。脉遲者，食乾物得之。

診病將差難已脉第十五

問曰：假令病人欲差，脉而知愈，何以别之？

師曰：寸、關、尺、大、小、遲、疾、浮、沉，同等，雖有寒熱不解者，此脉陰陽爲平復，當自愈。

人病，其寸口之脉與人迎之脉，大、小及浮、沉者等，病難已。

新刊王氏脉經卷第二

朝散大夫守光禄卿直秘閣判登聞檢院上護軍臣林億　等類次

平三關陰陽二十四氣脉第一

左手關前寸口陽絶者，無小腸脉也。苦臍痺，小腹中有疝瘕，王月（王字一本作五）即冷上搶心。刺手心主經，治陰。心主在掌後横理中（即太陵穴也）。

左手關前寸口陽實者，小腸實也。苦心下急痺（一作急痛），小腸有熱，小便赤黄。刺手太陽經，治陽（一作手少陽者，非）。太陽在手小指外側本節陷中（即後谿穴也）。

左手關前寸口陰絶者，無心脉也。苦心下毒痛，掌中熱，時時善嘔，口中傷爛。刺手太陽經，治陽。

左手關前寸口陰實者，心實也。苦心下有水氣，憂恚發之。刺手心主經，治陰。

左手關上陽絶者，無膽脉也。若膝疼，口中苦，眯目，善畏如見鬼狀，多驚少力。刺足厥陰經，治陰。在足大指間（即行間穴也），或刺三毛中。

左手關上陽實者，膽實也。苦腹中實不安，身軀習習也。刺足少陽經，治陽。在足上第二指本節後一寸（第二指，當云小指，次指即臨泣穴也）。

左手關上陰絶者，無肝脉也。苦癃，遺溺，難言，脅下有邪氣，善吐。吐刺足少陽經，治陽。

左手關上陰實者，肝實也。苦肉中痛動，善轉筋，刺足厥陰經，治陰。

左手關後尺中陽絶者，無膀胱脉也。苦逆冷，婦人月使不調，王月則閉，男子失精，尿有餘瀝。刺足少陰經，治陰，在足内踝下動脉（即太谿穴也）。

左手關後尺中陽實者，膀胱實也。苦逆冷，脅下有邪氣相引痛。刺足太陽經，治陽。在足小指外側本節後陷中（即束骨穴也）。

左手關後尺中陰絶者，無腎脉也。苦足下熱，兩髀裏急，精氣竭少，勞倦所致，刺足太陽經，治陽。

左手關後尺中陰實者，腎實也。苦恍惚，健忘，目視䀮䀮，耳聾悵悵，善鳴。刺足少陰經，治陰。

右手關前寸口陽絶者，無大腸脉也。苦少氣，心下有水氣，立秋節即欬。刺手太陰經，治陰。在魚際間（即太淵穴也）。

右手關前寸口陽實者，大腸實也。苦腸中切痛，如錐刀所刺，無休息時。刺手陽明經，治陽。在手腕中（即陽谿穴也）。

右手關前寸口陰絶者，無肺脉也。苦短氣，欬逆，喉中塞，噫逆。刺手陽明經，治陽。

右手關前寸口陰實者，肺實也。苦少氣，胸中滿，彭彭與肩相引，刺手太陰經，治陰。

右手關上陽絶者，無胃脉也。苦吞酸，頭痛，胃中有冷。刺足太陰經，治陰。在足大指本節後一寸（即公孫穴也）。

右手關上陽實者，胃實也。苦腸中伏伏（一作愊愊），不思食物，得食不能消。刺足陽明經，治陽。在足上動脉（即衝陽穴也）。

右手關上陰絶者，無脾脉也。苦少氣下利，腹滿身重，四肢不欲動，善嘔。刺足陽明經，治陽。

右手關上陰實者，脾實也。苦腸中伏伏如堅狀，大便難。刺足太陰經，治陰。

右手關後尺中陽絶者，無子戶脉也。苦足逆寒，絶產，帶下，無子，陰中寒。刺足少陰經，治陰。

右手關後尺中陽實者，膀胱實也。苦少腹滿，引腰痛。刺足太陽經，治陽。

右手關後尺中陰絶者，無腎脉也。苦足逆冷，上搶胸痛，夢入水見鬼，善厭寐黑色物來掩人上。刺足太陽經，治陽。

右手關後尺中陰實者，腎實也。苦骨疼腰脊痛，内寒熱。刺足少陰經，治陰。

右脉二十四氣事。

平人迎神門氣口前後脉第二

心實

左手寸口人迎以前脉陰實者，手厥陰經也。病苦閉，大便不利，腹滿，四肢重，身熱，苦胃脹。刺三里。

心虚

左手寸口人迎以前脉陰虚者，手厥陰經也。病苦悸恐不樂，心腹痛，難以言，心如寒，狀恍惚。

小腸實

左手寸口人迎以前脉陽實者，手太陽經也。病苦身熱，熱來去汗出（一作汗不出）而煩，心中滿，身重，口中生瘡。

小腸虚

左手寸口人迎以前脉陽虚者，手太陽經也。病苦顱際偏頭痛，耳頰痛。

心小腸俱實

左手寸口人迎以前脉陰陽俱實者，手少陰與太陽經俱實也。病苦頭痛，身熱，大便難，心腹煩滿，不得卧，以胃氣不轉，水穀實也。

心小腸俱虚

左手寸口人迎以前脉陰陽俱虚者，手少陰與太陽經俱虚也。病苦洞泄，苦寒少氣，四肢寒，腸澼。

肝實

左手關上脉陰實者，足厥陰經也。病苦心下堅滿，常兩脅痛，自忿忿如怒狀。

肝虚

左手關上脉陰虚者，足厥陰經也。病苦脅下堅，寒熱，腹滿不欲飲食，腹脹，悒悒不樂，婦人月經不利，腰腹痛。

膽實

左手關上脉陽實者，足少陽經也。病苦腹中氣滿，飲食不下，咽乾，頭重痛，洒洒惡寒，脅痛。

膽虚

左手關上脉陽虚者，足少陽經也。病苦眩、厥、痿，足指不能摇，躄坐不能起，僵仆，目黄，失精，䀮䀮。

肝膽俱實

左手關上脉陰陽俱實者，足厥陰與少陽經俱實也。病苦胃脹嘔逆，食不消。

肝膽俱虚

左手關上脉陰陽俱虚者，足厥陰與少陽經俱虚也。病苦恍惚，尸厥不知人，妄見，少氣不能言，時時自驚。

腎實

左手尺中神門以後脉陰實者，足少陰經也。病苦膀胱脹閉，少腹與腰脊相引痛。

左手尺中神門以後脉陰實者，足少陰經也。病苦舌燥，咽腫，心煩，嗌乾，胸脅時痛，喘欬汗出，小腹脹滿，腰背強急，體重骨熱，小便赤黄，好怒好忘，足下熱疼，四肢黑，耳聾。

腎虚

左手尺中神門以後脉陰虚者，足少陰經也。病苦心中悶，下重，足腫不可以按地。

膀胱實

左手尺中神門以後脉陽實者，足太陽經也。病苦逆滿，腰中痛，不可俛仰勞也。

膀胱虚

左手尺中神門以後脉陽虚者，足太陽經也。病苦脚中筋急，腹中痛引腰背，不可屈伸。轉筋，惡風，偏枯，腰痛，外踝後痛。

腎膀胱俱實

左手尺中神門以後脉陰陽俱實者，足少陰與太陽經俱實也。病苦脊强，反折戴眼，氣上搶心，脊痛不能自反側。

腎膀胱俱虚

左手尺中神門以後脉陰陽俱虚者，足少陰與太陽經俱虚也。病苦小便利，心痛背寒，時時少腹滿。

肺實

右手寸口氣口以前脉陰實者，手太陰經也。病苦肺脹，汗出若露，上氣喘逆，咽中塞如欲嘔狀。

肺虚

右手寸口氣口以前脉陰虚者，手太陰經也。病苦少氣，不足以息，嗌乾不朝津液。

大腸實

右手寸口氣口以前脉陽實者，手陽明經也。病苦腹滿，善喘欬，面赤身熱，喉咽（一本作咽喉）中如核狀。

大腸虚

右手寸口氣口以前脉陽虚者，手陽明經也。病苦胸中喘，腸鳴，虚渴，脣口乾，目急，善驚，泄白。

肺大腸俱實

右手寸口氣口以前脉陰陽俱實者，手太陰與陽明經俱實虚。病苦頭痛目眩，驚狂，喉痺痛，手臂捲（捲，一作倦，一作蹉），脣吻不收。

肺大腸俱虚

右手寸口氣口以前脉陰陽俱虚者，手太陰與陽明經俱虚也。病苦耳鳴嘈嘈，時妄見光明，情中不樂，或如恐怖。

脾實

右手關上脉陰實者，足太陰經也。病苦足寒脛熱，腹脹滿，煩擾不得卧。

脾虚

右手關上脉陰虚者，足太陰經也。病苦泄注，腹滿氣逆，霍亂嘔吐，黄疸，心煩不得卧，腸鳴。

胃實

右手關上脉陽實者，足陽明經也。病苦腹中堅痛而熱（《千金》作病苦頭痛），汗不出如温瘧，唇口乾，善噦，乳癰，缺盆腋下腫痛。

胃虚

右手關上脉陽虚者，足陽明經也。病苦脛寒不得卧，惡寒洒洒，目急，腹中痛虚鳴（《外臺》作耳虚鳴），時寒時熱，唇口乾，面目浮腫。

脾胃俱實

右手關上脉陰陽俱實者，足太陰與陽明經俱實也。病苦脾脹腹堅，搶脅下痛，胃氣不轉，大便難，時反泄利，腹中痛，上衝肺肝，動五藏立喘鳴，多驚，身熱，汗不出，喉痺，精少。

脾胃俱虚

右手關上脉陰陽俱虚者，足太陰與陽明經俱虚也。病苦胃中如空狀，少氣不足以息，四逆，寒泄注不已。

腎實

右手尺中神門以後脉陰實者，足少陰經也。病苦痺，身熱心痛，脊脅相引痛，足逆熱煩。

腎虛

右手尺中神門以後脉陰虛者，足少陰經也。病苦足脛小弱，惡風寒，脉代絶，時不至。足寒，上重下輕，行不可以按地，少腹脹滿，上搶胸脅，痛引肋下。

膀胱實

右手尺中神門以後脉陽實者，足太陽經也。病苦轉胞，不得小便，頭眩痛煩滿，脊背強。

膀胱虛

右手尺中神門以後脉陽虛者，足太陽經也。病苦肌肉振動，脚中筋急，耳聾忽忽不聞，惡風颼颼作聲。

腎膀胱俱實

右手尺中神門以後脉陰陽俱實者，足少陰與太陽經俱實也。病苦癲疾頭重，與目相引，痛厥欲起走反眼大風多汗。

腎膀胱俱虛

右手尺中神門以後脉陰陽俱虛者，足少陰與太陽經俱虛也。病苦心痛，若下重不自收篡，反出，時時苦洞泄，寒中泄，腎心俱痛（一說云：腎有左右，而膀胱無二，今用當以左腎合膀胱，右腎合三焦）。

平三關病候并治宜第三

寸口脉浮，中風，發熱，頭痛。宜服桂枝湯、葛根湯，針風池、風府，向火灸身，摩治風膏，覆令汗出。

寸口脉緊，苦頭痛骨肉疼，是傷寒。宜服麻黄湯發汗，針眉衝、顳顬，摩治傷寒膏。

寸口脉微，苦寒，爲衄。宜服五味子湯，摩茱萸膏，令汗出。

寸口脉數，即爲吐，以有熱在胃管，熏胸中。宜服藥吐之，及針胃管，服除熱湯。若是傷寒七八日至十日，熱在中，煩滿渴者，宜服知母湯。

寸口脉緩，皮膚不仁，風寒在肌肉，宜服防風湯，以藥薄熨之，摩以風膏，灸諸治風穴。

寸口脉滑，陽實，胸中壅滿，吐逆，宜服前胡湯，針太陽、巨闕瀉之。

寸口脉弦，心下愊愊，微頭痛，心下有水氣。宜服甘遂圓，針期門瀉之。

寸口脉弱，陽氣虚，自汗出而短氣。宜服茯苓湯，内補散，適飲食消息，勿極勞，針胃管補之。

寸口脉濇，是胃氣不足。宜服乾地黄湯自養，調和飲食，針三里補之（三里一作胃管）。

寸口脉芤，吐血，微芤者，衄血。空虚，去血故也。宜服竹皮湯、黄土湯，灸膻中。

寸口脉伏，胸中逆氣，噎塞不通，是胃中冷氣上衝心胸。宜服前胡湯、大三建圓，針巨闕、上管，灸膻中。

寸口脉沉，胸中引脅痛，胸中有水氣。宜服澤漆湯，針巨闕瀉之。

寸口脉濡，陽氣弱，自汗出，是虚損病，宜服乾地黄湯，著預圓，内補散，牡蠣散并粉，針太衝補之。

寸口脉遲，上焦有寒，心痛咽酸，吐酸水。宜服附子湯，生薑湯，調和飲食以煖之。

寸口脉實，即生熱，在脾肺，嘔逆氣塞；虚即生寒，在脾胃，食不消化。有熱，即宜服竹葉湯、葛根湯；有寒，宜服茱萸圓、生薑湯。

寸口脉細，發熱吸吐。宜服黄芩龍膽湯。吐不止，宜服橘皮桔梗湯，灸中府。

寸口脉洪大，胸脅滿。宜服生薑湯、白薇圓，亦可紫菀湯下之，針上管、期門、章門。

右上部寸口十七條。

關脉浮，腹滿不欲食。浮爲虚滿，宜服平胃圓、茯苓湯、生薑前胡湯，針胃管先瀉後補之。

關脉緊，心下苦滿，急痛。脉緊者爲實，宜服茱萸當歸湯，又大黄湯，兩治之良。針巨闕、下管瀉之（《千金》云：服茱萸當歸湯，又加大黄二兩佳）。

關脉微，胃中冷，心下拘急。宜服附子湯、生薑湯、附子圓，針巨闕補之。

關脉數，胃中有客熱，宜服知母圓，除熱湯，針巨闕、上管瀉之。

關脉緩，其人不欲食，此胃氣不調，脾胃不足。宜服平胃圓、補脾湯，針章門補之。

關脉滑，胃中有熱。滑爲熱實，以氣滿故不欲食，食即吐逆。宜服紫菀湯下之，大平胃圓。針胃管瀉之（《千金》云：宜服朴消麻黄湯、平胃圓）。

關脉弦，胃中有寒，心下厥逆，此以胃氣虚故爾。宜服茱萸湯，温調飲食，針胃管補之。

關脉弱，胃氣虚，胃中有客熱，脉弱，爲虚熱作病。其説云：有熱，不可大攻之，熱去則寒起，正宜服竹葉湯，針胃管補之。

關脉澀，血氣逆冷，脉澀爲血虚，以中焦有微熱，宜服乾地黄湯，内補散，針足太衝上補之。

關脉芤，大便去血數斗者，以膈腧傷故也。宜服生地黄，并生竹皮湯，灸膈腧。若重下去血者，針關元甚者，宜服龍骨圓，必愈。

關脉伏，中焦有水氣，溏泄。宜服水銀圓，針關元利小便，溏泄便止。

關脉沉，心下有冷氣，苦滿吞酸。宜服白微茯苓圓、附子湯，針胃管補之。

關脉濡，苦虚冷，脾氣弱，重下病。宜服赤石脂湯、女萎圓，針關元補之。

關脉遲，胃中寒。宜服桂枝圓、茱萸湯，針胃管補之。

關脉實，胃中痛。宜服梔子湯，茱萸烏頭圓，針胃管補之。

關脉牢，脾胃氣塞，盛熱即腹滿響響。宜服紫菀圓、瀉脾圓，針灸胃管瀉之。

關脉細虚，腹滿。宜服生薑茱萸蜀椒湯、白薇圓，針灸三管。

關脉洪，胃中熱，必煩滿。宜服平胃圓，針胃管先瀉後補之。

右中部關脉十八條。

尺脉浮，下熱風，小便難。宜服瞿麥湯、滑石散，針横骨、關元瀉之。

尺脉緊，臍下痛。宜服當歸湯，灸天樞，針關元補之。

尺脉微，厥逆，小腹中拘急，有寒氣。宜服小建中湯（一本更有四順湯），針氣海。

尺脉數，惡寒，臍下熱痛，小便赤黄。宜服雞子湯、白魚散，針横骨瀉之。

尺脉緩，脚弱下腫，小便難，有餘瀝。宜服滑石湯、瞿麥散，針横骨瀉之。

尺脉滑，血氣實，婦人經脉不利，男子尿血。宜服朴消煎大黄湯下去經血，針關元瀉之。

尺脉弦，小腹疼，小腹及脚中拘急。宜服建中湯、當歸湯，針血海瀉之。

尺脉弱，陽氣少，發熱，骨煩。宜服前胡湯、乾地黄湯、茯苓湯，針關元補之。

尺脉濇，足脛逆冷，小便赤。宜服附子四逆湯，針足太衝補之。

尺脉芤，下焦虚，小便去血。宜服竹皮生地黄湯，灸丹田關元，亦針補之。

尺脉伏，小腹痛，癥疝，水穀不化。宜服大平胃圓、桔梗圓，針關元補之（桔梗圓，一云：結腸圓）。

尺脉沉，腰背痛。宜服腎氣圓，針京門補之。

尺脉濡，苦小便難（《千金》云：脚不收風痺），宜服瞿麥湯、白魚散，針關元瀉之。

尺脉遲，下焦有寒。宜服桂枝圓，針氣海關元補之。

尺脉實，小腹痛，小便不禁。宜服當歸湯加大黄一兩以利大便，針關元補之止小便。

尺脉牢，腹滿，陰中急。宜服葶藶子茱萸圓，針丹田、關元、中極。

右下部尺脉十六條。

平奇經八脉病第四（八脉爲病，不在十二經，故以繫此卷之末）

脉有奇經八脉者，何謂也？然，有陽維陰維，有陽蹻陰蹻，有衝、有督、有任、有帶之脉。凡此八脉者，皆不拘於經。故曰：奇經八脉也，經有十二，絡有十五，凡二十七氣，相隨上下，何獨不拘於經也？然，聖人圖設溝渠，通利水道，以備不虞，天雨降下，溝渠溢滿，滂沛妄行，當此之時，聖人不能復圖也。此絡脉流溢，諸經不能復拘也。

奇經八脉者，既不拘於十二經，皆何起何繫也？然，陽維者，起於諸陽之會；陰維者，起於諸陰之交。陽維陰維者，維絡於身，溢畜不能，環流溉灌諸經者也。陽蹻者，起於跟中，循外踝而上行入風池。陰蹻者，亦起於跟中，循内踝而上行至咽喉，交貫衝脉。衝脉者，起於關元，循腹裏直上至咽喉中（一云：衝脉者，起於氣衝并陽明之經，夾臍上行至胸中而散也）。督脉者，起於下極之輸，并於脊裏，循背上至風府。衝脉者，陰脉之海也，督脉者，陽脉之海也。任脉者，起於胞門子戶，夾臍上行至胸中（一云：任脉者，起於中極之下，以上毛際循腹裏上關元至喉咽）。帶脉者，起於季肋（《難經》作季脅），回身一周。此八者，皆不繫於十二經，故曰奇經八脉者也。奇經之爲病何如？然，陽維維於陽，陰維維於陰，陰陽不能相維，悵然失志容容（《難經》作溶溶），不能自收持（悵然者，其人驚，即維脉緩，即令身不能自收持，即失志善忘恍惚也）。陽維爲病，苦寒熱；陰維爲病，苦心痛（陽維爲衛，衛爲寒熱，陰維爲榮，榮爲血，血皆主心，故心痛也）。陰蹻爲病，陽緩而陰急（陰蹻在内踝，病即其脉急，當從内踝以上急，外踝以上緩）。陽蹻爲病，陰緩而陽急（陽蹻在外踝，病即其病急，其人當從外踝以上急，内踝以上緩）。衝之爲病，逆氣而裏急（衝脉從關元至咽喉，故其爲病逆氣而裏急）；督之爲病，脊強而厥（督脉在背，病即其脉急，故令脊強也）。任之爲病，其内苦結，男子爲七疝，女子爲瘕聚（任脉起於胞門子戶，故其病結爲七病瘕聚）；帶之爲病，苦腹滿腰容容（《難經》作溶溶），若坐水中狀（帶脉者，回帶人之身體病，即其脉緩，故令腰容容也）。

此奇經八脉之爲病也。

診得陽維脉浮者，暫起目眩，陽盛實，苦肩息洒洒如寒。

診得陰維脉沉大而實者，苦胸中痛，脅下支滿，心痛。

診得陰維如貫珠者，男子兩脅實，腰中痛，女子陰中痛，如有瘡狀。

診得帶脉左右繞臍腹腰脊痛，衝陰股也。

兩手脉浮之俱有陽，沉之俱有陰，陰陽皆實盛者，此爲衝督之脉也。衝督之脉者，十二經之道路也。衝督用事，則十二經不復朝於寸口。其人皆苦恍惚狂疑，不者，必當由豫有兩心也。兩手陽脉浮而細微綿綿不可知，俱有陰脉，亦復細綿綿，此爲陰蹻陽蹻之脉也。此家曾有病鬼魅風死，苦恍惚亡人爲禍也。

診得陽蹻病拘急，陰蹻病緩。

尺寸俱浮，直上直下，此爲督脉。腰背強，病不得俛仰，大人癲病，小人風癇疾。

脉來中央，浮直上下痛者，督脉也。動苦腰背膝寒，大人癲，小兒癇也。灸頂上三圓正當頂上。

尺寸脉俱牢（一作芤），直上直下，此爲衝脉。胸中有寒疝也。

脉來中央，堅實徑至關者，衝脉也。動苦少腹痛，上搶心，有瘕疝，絶孕，遺失溺，脅支滿煩也。橫寸口邊丸丸，此爲任脉。苦腹中有氣，如指上搶心，不得俛仰，拘急。脉來緊細實長至關者，任脉也。動苦少腹繞臍下引橫骨陰中切痛，取臍下三寸。

新刊王氏脉經卷第三

朝散大夫守光禄卿直秘閣判登聞檢院上護軍臣林億　等類次

肝膽部第一

肝象木（肝於五行象木），與膽合爲府（膽爲清淨之府），其經足厥陰（厥陰肝脉），與足少陽爲表裏（少陽膽脉也，藏陰府陽故爲表裏），其脉弦（弦肝脉之大形也），其相，冬三月（冬水王木相）；王，春三月；廢，夏三月（夏火王木廢）；囚，季夏六月（季夏土王木囚）；死秋三月（秋金王木死）。其王日，甲乙，王時，平旦、日出（并木也）。其困日，戊己，困時，食時、日昳（并土也）。其死日，庚辛；死時，晡時、日入（并金也）。其神魂（肝之所藏者魂），其主色，其養筋（肝氣所養者筋），其候目（肝候出目，故肝實則目赤），其聲呼，其色青，其臭臊（《月令》云：其臭羶），其液泣（泣出肝），其味酸，其宜苦（苦火味也），其惡辛（辛金味）。肝俞在背第九椎，募在期門（直兩乳下二肋端）；膽俞在背第十椎，募在日月（穴在期門下五分）。

右新撰（并出《素問》諸經，昔人撰集，或混雜相涉，煩而難了，今抄事要，分别五藏，名爲一部）。

冬至之後得甲子，少陽起於夜半，肝家王（冬至者，歲終之節，甲子日者，陰陽更始之數也，少陽膽也，膽者木也，生於水，故起夜半，其氣常微少，故言少陽，云夜半子者，水也），肝者東方木（肝與膽爲藏府，故王東方應木行也），萬物始生，其氣來軟而弱，寬而虚（春少陽氣温和軟弱，故萬物日生焉），故脉爲弦（肝氣養於筋，故其脉弦强，亦法木體强也）。軟即不可發汗，弱即不可下。寬者開，開者通，通者利，故名曰：寬而虚（言少陽始起尚軟弱，人榮衛湊理開通，發即汗出不止，不可下，下之而泄利不禁，故言寬虚通利也）。

春以胃氣爲本，不可犯也（胃者土也，萬物禀土而生，胃以養五藏於肝，王以胃氣爲本也，不可犯者，不可傷也）。

右四時經。

黄帝問曰：春脉如弦，何如而弦？岐伯曰：春脉肝也，東方木也，萬物之所以始生也，故其氣來濡弱輕虚而滑，端直以長，故曰弦，反此者病。黄帝曰：何如而反？岐伯曰：其氣來實而強，此謂太過，病在外；其氣來不實而微，此謂不及，病在中。黄帝曰：春脉太過與不及，其病皆何如？岐伯曰：太過則令人善忘（忘當作怒）忽忽，眩冒而癲疾。不及則令人胸脅痛引背下，則兩脅胠滿。黄帝曰：善。

肝脉來濡弱招招，如揭竿末梢，曰平（巢源云：綽綽如按琴瑟之弦，如揭長竿曰平）。春以胃氣爲本。肝脉來盈實而滑，如循長竿，曰肝病。肝脉來急而益勁，如新張弓弦，曰肝死。

眞肝脉至，中外急，如循刀刃責責然（巢源云：賾賾然），如按琴瑟弦。色青白不澤，毛折乃死。

春胃微弦曰平，弦多胃少曰肝病，但弦無胃曰死。有胃而毛曰秋病，毛甚曰今病。

肝藏血，血舍魂，悲哀動中，則傷魂。魂傷則狂妄不精，不敢正當人（不精不敢正當人，一作其精不守令人陰縮）。陰縮而筋攣，兩脅骨不舉，毛悴色夭，死于秋。

春肝木王，其脉弦細而長，名曰平脉也。反得浮濇而短者（《千金》云：微濇而短），是肺之乘肝，金之刻木，爲賊邪，大逆，十死不治（一本云：日月年數至三，忌庚辛）。反得洪大而散者（《千金》云：浮大而洪），是心之乘肝，子之扶母，爲實邪，雖病自愈。反得沉濡而滑者，是腎之乘肝，母之歸子，爲虚邪，雖病易治。反得大而緩者，是脾之乘肝，土之陵木，爲微邪，雖病即差。肝脉來濯濯如倚竿，如琴瑟之弦，再至曰平，三至曰離經病，四至脫精，五至死，六至命盡，足厥陰脉也。肝脉急甚爲惡。言微急爲肥氣，在脅下若覆杯。緩甚爲善嘔。微緩爲水瘕痺。大甚爲内癰，善嘔衄。微大爲肝痺縮，欬引少腹。小甚爲多飲。微小爲消癉。滑甚爲頹疝。微滑爲遺溺。澀甚爲淡飲。微澀爲瘈瘲攣筋。

足厥陰氣絶則筋縮，引卵與舌。厥陰者，肝脉也。肝者，筋之合也。筋者，聚於陰器而脉絡於舌本，故脉弗營則筋縮急。筋縮急則引舌與卵，故唇青舌卷卵縮，則筋先死，庚篤辛死，金勝木也。

肝死藏，浮之，脉弱，按之中如索不來，或曲如蛇行者死。

右《素問》《針經》，張仲景。

心小腸部第二

心象火，與小腸合爲府（小腸爲受盛之府也）。其經手少陰（手少陰心脉也），與手太陽爲表裏（手太陽小腸脉也）。其脉洪（洪心脉之大形）。其相，春三月（木王火相）；王，夏三月；廢，季夏六月；囚，秋七月（金王火囚）；死，冬三月（水王火死）。其王日，丙丁；王時，禺中、日中。其困日，庚辛；困時，晡時、日入。其死日，壬癸；死時，人定、夜半。其藏神（心之所藏者神也）。其主臭。其養血（心氣所養者血）。其喉舌。其聲言（言由心出故主言）。其色赤。其臭焦。其液汗。其味苦。其宜甘（甘脾味也）。其惡鹹（鹹腎味也）。心俞在背第五椎（或云第七椎），募在巨闕（在心下一寸）；小腸俞在背第十八椎，募在關元（臍下三寸）。

右新撰。

心者南方火（心主血，其色赤，故以夏王，於南方應火行），萬物洪盛，垂枝布葉，皆下垂如曲，故名曰鈎（心王之時，太陽用事，故草木茂盛，枝葉布舒皆下垂曲，故謂之鈎也）心脉洪大而長，洪則衛氣實，實則氣無從出（脉洪者，衛氣實，衛氣實則腠理密，密則氣無從出）；大則榮氣萌，萌洪相薄，可以發汗，故名曰長（榮者血也，萌當爲明字之誤耳，血王故明且大也，榮明衛實，當須發動，通其津液也），長洪相得，即引水漿，溉灌經絡、津液、皮膚（夏熱陽氣盛，故其人引水漿，潤灌肌膚，以養皮毛，猶草木須雨澤以長枝葉）。太陽洪大，皆是母軀，幸得戊己，用牢根株（太陽夏火，春木爲其母，陽得春始生，名曰少陽，到夏洪盛，名曰太陽，故言是母軀也。戊己土也，土爲火子，火王即土相，故用牢根株也）。陽氣上出，汗見於頭，五月枯葤，胞中空虛，醫友下之，此爲重虛也（月當爲内，葤當爲乾枯燥也，皆字誤耳，内字似月由來遠矣，遂以傳焉。人頭者，諸陽之會，夏時飲水漿，上出爲汗，先從頭流於身軀，以實其表，是以五内乾枯燥，則胞中空虛，津液少也。胞者，膀胱津液之府也，愚醫不曉，故反下之，令重虛也）。脉浮有表無裏，陽無所使（陽盛脉浮，宜發其汗，而反下之，損於陰氣，陽爲表陰爲裏，《經》言陽爲陰使，陰爲陽守，相須而行，脉浮故無裏也，治之錯逆，故令陰陽離別，不能復相朝使），不但危身并中其母（言下之，不但傷心，并復中肝）。

右四時經。

黄帝問曰：夏脉如鈎，何如而鈎？岐伯曰：夏脉心也，南方火也，萬物之所以盛長也。故其氣來盛去衰，故曰鈎，反此者病。黄帝曰：何如而反？岐伯曰：其氣來盛去亦盛，此謂太過；病在外，其來不盛去反盛，此謂不及，病在中。黄帝曰：夏脉太過與不及，其病皆何如？岐伯曰：太過則令人身熱而膚痛，爲浸淫，不及則令人煩心，上見欬唾，下爲氣泄。帝曰：善。

心脉來累累如連珠，如循琅玕，曰平夏，以胃氣爲本。心脉來喘喘（《甲乙》作累累），連屬，其中微曲，曰心病。心脉來前曲後居，如操帶鉤，曰心死。

眞心脉至堅而搏，如循薏苡子，累累然，其色赤黑不澤，毛折乃死，夏胃微鉤曰平，鉤多胃少曰心病，但鉤無胃曰死。胃而有石曰冬病，石甚曰今病。

心藏脉，脉舍神，怵惕思慮則傷神，神傷則恐懼自失，破䐃脱肉，毛悴色夭，死於冬。

夏心火王，其脉洪（《千金》作浮大而洪），大而散，名曰平脉。反得沉濡而滑者，是腎之乘心，水之刻火，爲賊邪，大逆，十死不治（一本云：日月年數至二，忌壬癸）。反得大而緩者，是脾之乘心，子之扶母，爲實邪，雖病自愈。反得弦細而長者，是肝之乘心，母之歸子，爲虚邪，雖病易治。反得浮（《千金》浮作微）澀而短者，是肺之乘心，金之陵火，爲微邪，雖病即差。心脉來累累如貫珠滑利，再至，曰平；三至，曰離經，病；四至，脱精；五至，死；六至，命盡。手少陰脉也。

心脉急甚爲瘈瘲，微急爲心痛，引背食不下。緩甚爲狂笑。微緩爲伏梁在心下，上下行時，唾血大甚，爲喉介。微大爲心痺，引背，善淚出。小甚爲善噦。微小爲消癉。滑甚爲善渴。微滑爲心疝，引臍少腹鳴。澀甚爲瘖。微澀爲血溢，維厥耳鳴巔疾，手少陰氣絶，則脉不通。少陰者，心脉也。心者，脉之合也。脉不通，則血不流。血不流，則髮色不澤。故其面黑如漆柴者，血先死，壬篤癸死，水勝火也。

心死藏，浮之，脉實如豆麻擊手，按之益躁疾者死。

右《素問》《針經》，張仲景。

脾胃部第三

脾象土，與胃合爲府（胃爲水穀之府），其經足太陰（太陰脾之脉也），與足陽明爲表裏（陽明胃脉），其脉緩（緩脾脉之大形也）。其相，夏三月（火王土相）；王，季夏六月；廢，秋三月；囚，冬三月；死，春三月。其王日，戊己；王時，食時日昳。困日，壬癸；困時，人定、夜半。其死日，甲乙；死時，平旦、日出（并木時也）。其神意，其主味，其養肉，其候口，其聲歌，其色黄，其臭香，其液涎，其味甘，其宜辛，其惡酸。脾俞在背第十一椎，募在章門（季肋端是）。胃俞在背第十二椎，募在太倉。

右新撰。

脾者土也，敦而福。敦者，厚也。萬物衆色不同（脾主水穀，其氣微弱，水穀不化，脾爲土行，王於季夏，土性敦厚，育養萬物，當此之時，草木備具，枝葉茂盛，種類衆多，或有黄赤白黑色各不同矣），故名曰得福者廣（土生養萬物，當此之時，脾則同稟諸藏，故其德爲廣大）。萬物懸根住莖，其葉在巔，蜎蜚蠕動，蚑蠷喘息，皆蒙土恩（懸根住莖草木之類也，其次則蛾蚋幾微之蟲，因陰陽氣變化而生者也，喘息有血脉之類也，言普天之下草木昆蟲，無不被蒙土之恩福也）。德則爲緩恩則爲遲，故令太陰脉緩，而遲，尺寸不同（太陰脾也，言脾王之時，脉緩而遲，尺寸不同者，尺遲而寸緩也）。酸鹹苦辛，大（一作太）沙（一作涉，又作妙）而生，互行其時，而以各行，皆不群行，盡可常服［肝酸，腎鹹，心苦，肺辛澀，皆四藏之味也，脾主調和五味，以稟四藏。四藏，受味於脾，脾王之時，其脉沙（一作涉，又作妙），達於肌肉之中，互行人身軀，乃復各行，隨其四肢，使其氣周匝榮諸藏府，以養皮毛，皆不群行至一處也，故言盡可常服也］。土寒則温，土熱則凉（冬陽氣在下，土中温煖，夏陰氣在下，土中清凉，脾氣亦然）。土有一子，名之曰金，懷挾抱之，不離其身。金乃畏火，恐熱來熏，遂棄其母，逃歸水中，水自金子而藏火神，閉門塞戶，内外不通，此謂冬時也（陽氣在中，陽爲火行，金性畏火，故恐熏之，金歸水中而避火也。母子相得益盛，閉塞不通者，言水氣充實，金在其中，此爲強固，火無復得往刻之者，神密之類也）。土亡其子，其氣衰微，水爲洋溢，浸漬爲池（一作其地），走擊皮膚，面目浮腫，歸於四肢（此爲脾之衰，損土以防水，今土弱而水強，故水得陵之而妄行）。愚醫見水，直往下之。虛脾空胃，水遂居之，肺爲喘浮（脾胃已病，宜扶養其氣，通利水道，愚醫不曉而往下之，此爲重傷水氣，遂更陵之，上侵胸中，肺得水而浮，故言喘浮），肝反畏肺，故下沉没（肺金肝木，此爲相刻，肺浮則實，必復刻肝，故畏之沉没於下）。下有荆棘，恐傷其身，避在一邊，以爲水流（荆棘木之類，肝爲木，今没在下則爲荆棘，其身脾也。脾爲土，土畏木，是以避在下。一邊避木也，水流者，水之流路也，土本刻水，而今微弱，又復觸木，無復制水，故水得流行）。心衰則伏，肝微則沉，故令脉伏而沉（心火肝木火則畏水，而木畏金，金水相得，其氣則實，刻於肝心，故令二藏衰微，脉爲沉伏也）。工醫來占，固轉孔穴，利其溲便，遂通水道，甘液下流，亭其陰陽，喘息則微，汗出正流，肝著其根，心氣因起，陽行四肢，肺氣亭亭，喘息則安（轉孔穴者，諸藏之榮，并轉治其顺，甘液脾之津液，亭其陰陽，得復其常所，故榮衛開通，水氣消除，肝得還著其根株，肝心爲母子，肝著則心氣得起，肺氣平調，故言亭亭，此爲端好之類）。腎爲安聲，其味爲鹹（肺主声，腎爲其子，助於肺，故言安声，鹹腎味也）。倚坐母敗，洿臭如腥（金爲水母，而歸水中，此爲母往從子，脾氣反虛，五藏猶此，而相刻賊倚，倒致敗宅洿臭而腥，故云然也）。土得其子，則成爲山，金得其母，名曰丘矣。

右四時經。

黃帝曰：四時之序，逆順之變異也。然，脾脉獨何主？岐伯曰：脾者土也，孤藏以灌四傍者也。曰：然則脾善惡可得見乎？曰：善者不可見，惡者可見。曰：惡者何如？曰：其來如水之流者，此謂太過，病在外；如烏之喙，此謂不及，病在中。太過則令人四肢沉重不舉，其不及則令人九竅壅塞不通，名曰重強。

脾脉來而和柔，相離如雞足踐地，曰平。長夏以胃氣爲本，脾脉來實，而盈數如雞舉足，曰脾病。脾脉來堅兑，如烏之喙，如鳥之距，如屋之漏，如水之溜，曰脾死。眞脾脉至，弱而乍踈乍散（一作數），色青黃不澤，毛折乃死。

長夏胃微濡弱，曰平。弱多胃少，曰脾病，但代無胃，曰死。濡弱有石，曰冬病，石甚，曰今病。

脾藏榮，榮舍意，愁憂不觧，則傷意，意傷則悶亂，四肢不舉，毛悴色夭，死于春。

六月季夏建未，坤未之間，土之位。脾王之時，其脉大，阿阿而緩，名曰平脉。反得弦細而長者，是肝之乘脾，木之刻土。爲賊邪，大逆，十死不治。反得浮（《千金》浮作微）澀而短者，是肺之乘脾，子之扶母，爲實邪，雖病自愈。反得洪大而散者（《千金》作浮大而洪），是心之乘脾，母之歸子，爲虛邪，雖病易治。反得沉濡而滑者，腎之乘脾，水之陵土，爲微邪，雖病即差。

脾脉萇萇而弱（《千金》萇萇作長長），來踈去數，再至曰平，三至曰離經病，四至脫精，五至死，六至命盡，足太陰脉也。脾脉急甚，爲瘈瘲。微急爲脾中滿，食飲入而還出，後沃沫。緩甚爲痿厥。微緩爲風痿，四肢不用，心慧然若無病。大甚爲擊仆。微大爲痞氣，裹大膿血，在腸胃之外。小甚爲寒熱。微小爲消癉。滑甚爲頹癃。微滑爲蟲毒蚘，腸鳴熱。澀甚爲腸頹。微澀爲内潰，多下膿血也。足太陰氣絶，則脉不營其口唇。口唇者，肌肉之本也。脉不營則肌肉濡，肌肉濡則人中滿，人中滿則唇反。唇反者，肉先死，甲篤乙死，木勝土也。

脾死藏，浮之脉大緩（一作堅），按之中如覆杯，絜絜狀如摇者死（一云：漐漐狀如炙肉）。

右《素問》《針經》，張仲景。

肺大腸部第四

肺象金，與大腸合爲府（大腸爲傳導之府也）。其經手太陰（手太陰肺脉也），與手陽明爲表裏（手陽明大腸脉也）。其脉浮（浮，肺脉之大形也）。其相，季夏六月（季夏土王金相）；其王，秋三月；廢，冬三月；囚，春三月；死，夏三月（夏火王金死）。其王日，庚辛；王時，晡時、日入。其困日，甲乙；困時，平旦、日出；其死日，丙丁；死時，禺中、日中。其神魄，其主聲，其養皮毛，其候鼻，其聲哭，其色白，其臭腥，其液涕，其味辛，其宜鹹，其惡苦。

肺俞在背第三椎（或云第五椎也），募在中府（直兩乳上下肋間），大腸俞在背第十六椎，募在天樞（俠臍傍各一寸半）。

右新撰。

肺者西方金，萬物之所終（金性剛，故王西方，割斷萬物，萬物是以皆終於秋也）。宿葉落柯，萋萋枝條，其杌然獨在，其脉爲微浮毛，衛氣遲（萋萋者，零落之貌也，言草木宿葉得秋隨風而落，但有枝條杌然獨在，此時陽氣則遲，脉爲虚微如毛也），榮氣數，數則在上，遲則在下，故名曰毛（諸陽脉數，諸陰脉遲，榮爲陰，不應數，反言榮氣數，陰得秋節而升轉在陽位，故一時數，而在上也，此時陰始用事，陽即下藏，其氣反遲，是以肺脉數散如毛也）。陽當陷而不陷，陰當升而不升，爲邪所中（陰陽交易，則不以時定，二氣感激，故爲風寒所中）。陽中邪則捲，陰中邪則緊，捲則惡寒，緊則爲慄，寒慄相薄，故名曰瘧。弱則發熱，浮乃來出（捲者，其人拘捲也；緊者，脉緊也，此謂初中風寒之時。脉緊，其人則寒，寒止而脉更微弱，弱則其人發熱，熱止則脉浮，浮者瘧解，王脉出也），旦中旦發，暮中暮發（言瘧發皆隨其初中風邪之時也）。藏有遠近，脉有遲疾，周有度數，行有漏刻（藏，謂人五藏，肝心脾肺腎也。心肺在膈上，呼則其氣出，是爲近，呼爲陽，其脉疾；腎肝，在膈下，吸則其氣入，是爲遠也，吸爲陰，其脉遲。度數，謂經脉之長短，周身行者，榮衛之行也，行陰陽各二十五度，爲一周也，以應漏下百刻也）。遲在上，傷毛采，數在下，傷下焦，中焦有惡則見，有善則匿（秋則陽氣遲，陰氣數，遲當在下，數當在上，隨節變，故言傷毛采也，人之皮毛，肺氣所行，下焦在臍下，陰之所治也，其脉應遲，今反數，故言傷下焦。中焦，脾也，其平善之時，脉常自不見，衰乃見耳。故云有惡則見也）。陽氣下陷，陰氣則温（言陽氣下陷，温養諸藏）。陽反在下，陰反在巔，故名曰長而且留（陰陽交代，各順時節，人血脉和平，言可長留竟一時）。

右四時經。

黄帝問曰：秋脉如浮，何如而浮？岐伯對曰：秋脉肺也，西方金也，萬物之所以收成也。故其氣來輕虚而浮，其氣來急去散，故曰浮。反此者病。黄帝曰：何如而反？岐伯曰：其氣來毛而中央堅，兩傍虚，此謂太過，病在外；其氣來毛而微，此謂不及，病在中。黄帝曰：秋脉太過與不及，其病何如？岐伯曰：太過則令人氣逆而背痛温温（《内經》温温作慍慍）然，不及則令人喘，呼吸少氣而欬，上氣見血，下聞病音。

肺脉來，厭厭聶聶，如落榆莢，曰肺平。秋以胃氣爲本（《難經》云：厭厭聶聶，如循榆葉，曰春平脉。藹藹如車蓋，按之益大，曰秋平脉），肺脉來，不上不下，如循雞羽，曰肺病（巢源，無不字）。肺脉來，如物之浮，如風吹毛，曰肺死。

眞肺脉至，大而虚，如以毛羽中人膚，色赤白不澤，毛折，乃死。秋胃微毛，曰平；毛多胃少，曰肺病，但毛無胃，曰死。毛而有弦，曰春病。弦甚，曰今病。

肺藏氣，氣舍魄，喜樂無極則傷魄，魄傷則狂，狂者意不存人，皮革焦，毛悴色夭，死于夏。秋金肺王。其脉浮（《千金》浮作微）濇而短，曰平脉。反得洪大而散者（《千金》作浮大而洪），是心之乘肺，火之刻金，爲賊邪，大逆，十死不治（一本云：日月年數至四，忌丙丁）；反得沉濡而滑者，是腎之乘肺，子之扶母，爲實邪，雖病自愈；反得大而緩者，是脾之乘肺，母之歸子，爲虚邪，雖病易治；反得弦細而長者，是肝之乘肺，木之陵金，爲虚邪，雖病即差。肺脉來，汎汎輕如微風吹鳥背上毛，再至，曰平；三至，曰離經，病；四至，脱精；五至，死；六至，命盡。手太陰脉也。肺脉急甚，爲癲疾；微急，爲肺寒熱，怠墮，欬唾血，引腰背胸，苦鼻息肉不通。緩甚，爲多汗；微緩，爲痿偏風（一作漏風），頭以下汗出不可止。大甚，爲脛腫；微汗爲肺痺，引胸背，起腰內。小甚，爲飧泄；微小，爲消癉。滑甚，爲息賁，上氣；微滑，爲上下出血。濇甚，爲嘔血；微濇，爲鼠瘻，在頸支掖之間，下不勝其上，其能喜酸。

手太陰氣絶則皮毛焦。太陰者，行氣温皮毛者也。氣弗營則皮毛焦，皮毛焦則津液去，津液去則皮節傷，皮節傷者則爪（爪字一作皮）枯毛折，毛折者則氣（氣字一作毛）先死。丙篤丁死，火勝金也。

肺死藏，浮之虛，按之弱如葱葉，下無根者死。

右《素問》《針經》，張仲景。

腎膀胱部第五

腎象木，與膀胱合爲府（膀胱爲津液之府）。其經足少陰（足少陰，腎脉也），與足太陽爲表裏（足太陽，膀胱脉也），其脉沉（沉，腎脉之大形也）。其相，秋三月（秋金王水相）；其王，冬三月；廢，春三月；囚，夏三月；其死，季夏六月。其王日，壬癸；王時，人定、夜半；其困日，丙丁；困時，禺中、日中；其死日，戊己；死時，食時、日昳。其神志（腎之所藏者志也），其主液，其養骨，其候耳，其聲呻，其色黑，其臭腐，其液唾，其味鹹，其宜酸，其惡甘。腎俞在背第十四椎，募在京門；膀胱俞在第十九椎，募在中極（横骨上一寸，在臍下五寸前陷者中）。

右新撰。

腎者北方水，萬物之所藏（冬則北方用事，王在三時之後，腎在四藏之下，故王北方也，萬物春生夏長秋收冬藏）。百蟲伏蟄（冬伏蟄不食之蟲，言有百種也），陽氣下陷，陰氣上升，陽氣中出，陰氣烈爲霜，遂不上升，化爲雪霜，猛獸伏蟄，蜾蟲匿藏（陽氣下陷者，謂降於上中也。其氣猶越而升出，陰氣在上寒盛，陽氣雖升出而不能自致，因而化作霜雪。或謂陽氣中出，是十月則霜降，猛獸伏蟄者，蓋謂龍蛇冬時而潜處，蜾蟲無毛甲者，得寒皆伏蟄，逐陽氣所在如此避冰霜自温養也）。其脉爲沉，沉爲陰在裏，不可發汗，發則蜾蟲出，見其霜雪（陽氣在下，故冬脉沉，温養於藏府，此爲裏實而表虛，復從外發其汗，此爲逆治，非其法也，猶百蟲伏蟄之時，而反出土見於冰霜，必死不疑，逆治者死，此之謂也）。陰氣在表，陽氣在藏，慎不可下，下之者傷脾，脾土弱即水氣妄行（陽氣在下，温養諸藏，故不可下也，下之既損於陽氣，而脾胃復傷，土以防水而今反傷之，故令水得盈溢而妄行也）。下之者，如魚出水，蛾入湯（言治病逆則殺人，如魚出水、蛾入湯火之中，立死）。重客在裏，慎不可熏，熏之逆客，其息則喘（重客者，猶陽氣也，重者，尊重之皃也，陽位尊處於上，今一時在下，非其常所，故言客也。熏，謂燒針及以湯火之輩，熏發其汗，如此則客熱從外入，與陽氣相薄，是爲逆也，氣上熏胸中，故令喘息）。無持客熱，令口爛瘡（無持者，無以湯火發熏其汗也。熏之，則火氣入裏爲客熱，故令其口生瘡）。陰脉且觧，血散不通，正陽遂厥，陰不往從（血行脉中，氣行脉外，五十周而復會，如環之無端也，血爲陰，氣爲陽，相須而行。發其汗，使陰陽離别，脉爲觧散，血不得通。厥者，逆也，謂陽氣逆而不復相朝使，治病失所故陰陽錯逆，可不慎也），客熱狂入，内爲結胸（陰陽錯亂，外熱狂入，留結胸中也）。脾氣遂弱，清溲利通（脾主水穀，其氣微弱，水穀不化，下利不息，清者，廁也，溲從水道出，而反清溲者，是謂下利至廁也）。

右四時經。

黄帝問曰：冬脉如營，何如而營？岐伯對曰：冬脉，腎也，北方水也，萬物之所以合藏，故其氣來沉以摶（《甲乙》作濡），故曰營。反此者病。黄帝曰：何如而反？岐伯曰：其氣如彈石者，此爲太過，病在外；其去如數者，此謂不及，病在中。黄帝曰：冬脉太過與不及，其病皆如何？岐伯曰：太過則令人觧，㑊脊脉痛而少氣不欲言；不及則令人心懸如病飢，胵中清，脊中痛，小腹滿，小便黄赤。

腎脉來喘喘絫絫如鈎，按之而堅，曰腎平。冬以胃氣爲本，腎脉如引葛，按之益堅，曰腎病。腎脉來發如奪索，辟辟如彈石，曰腎死。

眞腎脉至，搏而絶，如以石投諸水（《千金》作如以指彈石然），其色黑赤不澤，毛折乃死。

冬胃微石，曰平；石多胃少，曰腎病；但石無胃，曰死；石而有鈎，夏病；鈎甚，曰今病（凡人以水穀爲本，故人絶水穀則死。脉無胃氣亦死。所謂無胃氣者，但得眞藏脉，不得胃氣也；所謂脉不得胃氣者，肝但弦、心但鈎、胃但弱、肺但毛、腎但石也）。

腎藏精，精舍志，盛怒而不止則傷志，志傷則善忘，其前言腰脊痛不可以俛仰屈伸，毛悴色夭，死於季夏。

冬腎水王，其脉沉濡而滑，曰平脉。反得大而緩者，是脾之乘腎，土之克水，爲賊邪。大逆，十死不治（一本云：日月年數至一忌戊己）。反得弦細而長者，是肝之乘腎，子之扶母，爲實邪，雖病自愈。反得浮（《千金》作微）澀而短者，是肺之乘腎，母之歸子，爲虚邪，雖病易治。反得洪大而散者（《千金》作浮大而洪），是心之乘腎，火之陵水，爲微邪，雖病即差。腎脉沉細而緊，再至，曰平；三至，曰離經，病；四至，脱精；五至，死；六至，命盡。足少陰脉也。

腎脉急甚，爲骨痿、癲疾；微急爲奔豚、沉厥，足不收，不得前後。緩甚，爲折脊；微緩，爲洞下，洞下者食不化，入咽還出。大甚，爲陰痿；微大，爲石水，起臍下以至小腹腫，垂垂然，上至胃管，死不治；小甚，爲洞泄；微小，爲消癉；滑甚，爲癃癩；微滑，爲骨痿，坐不能起，目無所見，視見黑花；澀甚，爲大癰；微澀，爲不月水，沉痔。

足少陰氣絶則骨枯。少陰者，冬脉也，伏行而濡骨髓者也。故骨不濡則肉不能著骨也，骨肉不相親則肉濡而却，肉濡而却故齒長而垢（《難經》垢字作枯），髮無澤。髮無澤者，骨先死，戊篤己死，土勝水也。

腎死藏，浮之堅，按之亂如轉圓，益下入尺中者，死。

右《素問》《針經》，張仲景。

新刊王氏脉經卷第四

朝散大夫守光禄卿直秘閣判登聞檢院上護軍臣林億 等類次

辨三部九候脉證第一

《經》言：所謂三部者，寸、關、尺也；九候者，每部中有天、地、人也。上部主候從胸以上至頭，中部主候從膈以下至氣街，下部主候從氣街以下至足。浮、沉、牢、結、遲、疾、滑、澀，各自異名，分理察之，勿怠觀變，所以別三部九候，知病之所起。審而明之，針灸亦然也。故先候脉寸中（寸中一作十中於九）。浮在皮膚，沉細在裏。昭昭天道，可得長久。上部之候，牢、結、沉、滑，有積氣在膀胱。微細而弱，卧引裏急，頭痛，欬嗽，逆氣上下，心膈上有熱者，口乾渴燥，病從寸口，邪入上者名曰解。脉來至，狀如琴弦，苦少腹痛，女子經月不利，孔竅生瘡，男子病痔，左右脅下有瘡。上部不通者，苦少腹痛，腸鳴，寸口中虛弱者傷氣，氣不足。大如桃李實，苦痺也。寸口直上者，逆虛也。如浮虛者，泄利也。中部脉結者，腹中積聚，若在膀胱兩脅下有熱。脉浮而大，風從胃管入，水脹乾嘔，心下澹澹，如有桃李核。胃中有寒，時苦煩痛不食，食即心痛，胃脹支滿，膈上積。脅下有熱，時寒熱淋露。脉横出上者，脅氣在膀胱病即著右横關入寸口中者，膈中不通，喉中咽難。刺關元，入少陰。下部脉者，其脉來至浮大者，脾也。與風集合，時上頭痛引腰背；小滑者，厥也。足下熱，煩滿，逆上搶心，上至喉中，狀如惡肉，脾傷也。病少腹下，在膝諸骨節間，寒清不可屈伸，脉急如弦者筋急，足攣結者，四肢重。從尺邪入陽明者，寒熱也。大風邪入少陰，女子漏白下赤，男子溺血，陰萎不起，引少腹痛。

人有三百六十脉，法三百六十日，三部者，寸關尺也。尺脉爲陰，陰脉常沉而遲；寸關爲陽，陽脉俱浮而速，氣出爲動，入爲息。故陽脉六息七息十三投，陰脉八息七息十五投，此其常也。二十八脉相逐上下，一脉不來，知疾所苦，尺勝治下，寸勝治上，尺寸俱平治中央。臍以上陽也，法於天；臍以下陰也，法於地。臍爲中關，頭爲天，足爲地。有表無裏，邪之所止得鬼病。何謂表裏？寸尺爲表，關爲裏，兩頭有脉，關中絶不至也。尺脉上不至關爲陰絶，寸脉下不至關爲陽絶，陰絶而陽微，死不治。三部脉或至或不至，冷氣在胃中，故令脉不通也。上部有脉，下部無脉，其人當吐不吐者死。上部無脉，下部有脉，雖困無所苦，所以然者，譬如人之有尺（足），樹之有根，雖枝葉枯槁，根本將自生，木有根本，即自有氣，故知不死也。寸口脉平而死者，何也？然，諸十二經脉者，皆繫於生氣之原。所謂生氣之原者，非謂十二經之根本也，謂腎間動氣也。此五藏六府之本，十二經之根，呼吸之門，三焦之原，一名守邪之神也。故氣者，人根本也，根絶則莖枯矣。寸口脉平而死者生，氣獨絶於内也（腎間動氣，謂左爲腎，右爲命門。命門者，精神之所舍，原氣之所繫也，一名守邪之神，以命門之神固守，邪氣不得妄入，入即死矣，此腎氣先絶於内，其人便死，其脉不復，反得動病也）。岐伯曰：形盛脉細，少氣不足以息者，死。形瘦脉大，胸中多氣者，死。形氣相得者，生。參伍不調者，病。三部九候皆相失者，死。上下左右之脉，相應如參舂者，病甚。上下左右相失不可數者，死。中部之候雖獨調，與衆藏相失者，死。中部之候相減者，死。目内陷者，死。黄帝曰：冬陰夏陽柰何？岐伯曰：九候之脉，皆沉細懸絶者，爲陰主冬，故以夜半死。盛躁喘數者，爲陽主夏，故以日中死。是故寒熱者，平旦死。熱中及熱病者，日中死。病風者，以日夕死。病水者，以夜半死。其脉乍數乍踈，乍遲乍疾者，以日乘四季死。形肉以脱，九候雖調猶死。七診雖見，九候皆順者，不死。所言不死者，風氣之病及經月之病，似七診之病而非也，故言不死。若有七診之病，其脉候亦敗者，死矣。必發噦噫，必審問其所始病與今之所方病，而后各切循其脉，視其經絡浮沉，以上下逆順循之。其脉疾者，不病；其脉遲者，病；脉不往來者，死；皮膚著者，死。

兩手脉，結上部者，濡；結中部者，緩；結三里者，豆起；弱反在關，濡反在巔。微在其上，澀反在下。微即陽氣不足，沾熱汗出；澀即無血，厥而且寒。黄帝問曰：余每欲視色、持脉，獨調其尺，以言其病，從外知内，爲之柰何？岐伯對曰：審其尺之緩、急、小、大、滑、澀，肉之堅脆，而病形變定矣，調之何如？對曰：脉急者，尺之皮膚亦急；脉緩者，尺之皮膚亦緩；脉小者，尺之皮膚減而少；脉大者，尺之皮膚亦大；脉滑者，尺之皮膚亦滑；脉澀者，尺之皮膚亦澀。凡此六變，有微有甚。故善調尺者，不待于寸；善調脉者，不待于色。能參合行之，可爲上工。尺膚滑以淖澤者，風也；尺内弱，解㑊安卧脱肉者，寒熱也；尺膚澀者，風痺也；尺膚麄如枯魚之鱗者，水淡飲也；尺膚熱甚，脉盛躁者，病温也，其脉盛而滑者，汗且出；尺膚寒甚，脉小（一作急）者，泄，少氣；尺膚烜然（烜然，《甲乙》作熱炙人手），先熱後寒者，寒熱也；尺膚先寒，久持之而熱者，亦寒熱也；尺烜然熱，人迎大者，當奪血；尺緊人迎脉小甚則少氣；色白有加者，立死。肘所獨熱者，腰以上熱；肘前獨熱者，膺前熱；肘後獨熱者，肩背熱。肘後麄以下三四寸，腸中有蟲；手所獨熱者，腰以上熱；臂中獨熱者，腰腹熱；掌中熱者，腹中熱；掌中寒者，腹中寒；魚上白肉有青血脉者，胃中有寒。

諸浮、諸沉、諸滑、諸濇、諸弦、諸緊，若在寸口，膈以上病；若在關上，胃以下病；若在尺中，腎以下病。

寸口脉滑而遲，不沉不浮，不長不短，爲無病。左右同法。

寸口太過與不及，寸口之脉，中手短者，曰頭痛；中手長者，曰足脛痛；中手促上擊者，曰肩背痛。

寸口脉浮而盛者，病在外。

寸口脉沉而堅者，病在中。

寸口脉沉而弱者，曰寒熱（一作氣，又作中）及疝瘕，少腹痛。

寸口脉沉而弱，髮必墮落。

寸口脉沉而緊，苦心下有寒，時痛，有積聚。

寸口脉沉，胸中短氣。

寸口脉沉而喘者，寒熱。

寸口脉但實者，心勞。

寸口脉緊或浮，膈上有寒，肺下有水氣。

脉緊而長過寸口者，注病。

脉緊上寸口者，中風。風頭痛亦如之（《千金翼》云：亦爲傷寒頭痛）。

脉弦上寸口者，宿食降者，頭痛。

脉來過寸入魚際者，遺尿。

脉出魚際逆氣喘息。

寸口脉瀲瀲，如羹上肥，陽氣微；連連如蜘蛛絲，陰氣衰。

寸口脉偏絶，則臂偏不遂；其人兩手俱絶者，不可治。兩手前部陽絶者，苦心下寒毒，喙中熱。

關上脉浮而大，風在胃中，張口肩息，心下澹澹，食欲嘔。

關上脉微浮，積熱在胃中，嘔吐蚘蟲，心健忘。

關上脉滑而大小不匀（《千金》云：必吐逆），是爲病方欲進，不出一二日復欲發動。其人欲多飲，飲即注利。如利止者，生；不止者，死。

關上脉緊而滑者，蚘動。

關上脉澀而堅，大而實，按之不減有力，爲中焦實，有伏結在脾，肺氣塞，實熱在胃中（澀脉與有力反，今并言者，浮之澀大，按之堅實，故言有力也）。

關上脉襜襜大，而尺寸細者，其人必心腹冷積，癥瘕結聚，欲復欲發動。其人欲多飲，飲即注利。如利止者，生；不止，熱飲食。

關上脉時來時去、乍大乍小、乍踈乍數者，胃中寒熱，羸劣不欲飲食，如瘧狀。

尺脉浮者，客陽在下焦。

尺脉細微，溏泄，下冷利。

尺脉弱，寸強，胃絡脉傷。

尺脉虚小者，足脛寒，痿痺脚疼。

尺脉澀，下血不利，多汗（《素問》又云：尺澀脉滑，謂之多汗）。

尺脉滑而疾，爲血虚。

尺脉沉而滑者，寸白蟲。

尺脉細而急者，筋攣，痺不能行。

尺脉麄，常熱者，謂之熱中，腰胯疼，小便赤熱。

尺脉偏滑疾，面赤如醉。外熱則病。

平雜病脉第二

滑爲實、爲下（又爲陽氣衰），數爲虚、爲熱。浮爲風、爲虚。動爲痛、爲驚。

沉爲水、爲實（又爲鬼疰），弱爲虚、爲悸。

遲則爲寒，澀則少血，緩則爲虚，洪則爲氣（一作熱）。緊則爲寒，弦數爲瘧。

瘧脉自弦，弦數多熱，弦遲多寒。微則爲虚，代散則死。

弦爲痛痺（一作浮，爲風疰），偏弦爲飲，雙弦則脅下拘急而痛，其人濇濇惡寒。

濇脉大，寒熱在中。

伏者，霍亂。

安卧，脉盛，謂之脱血。

凡亡汗，肺中寒飲，冷水欬嗽，下利，胃中虚冷，此等其脉并緊。

浮而大者，風。

浮大者，中風，頭重，鼻塞。

浮而緩，皮膚不仁，風寒入肌肉。

滑而浮散者，攤緩風。

滑者，鬼疰。

濇而緊，痺病。

浮洪大長者，風眩癲疾。

大堅疾者，癲病。

弦而鈎，脅下如刀刺，狀如蜚尸，至困不死。

緊而急者，遁尸。

洪大者，傷寒熱病。

浮洪大者，傷寒。秋吉，春成病。

浮而滑者，宿食。

浮滑而疾者，食不消，脾不磨。

短疾而滑，酒病。

浮而細滑，傷飲。

遲而滑，中寒，有癥結。

駃而緊，積聚，有擊痛。

弦急，疝瘕，小腹痛，又爲癖病（一作痹病）。

遲而滑者，脹。

盛而緊，曰脹。

弦小者，寒癖。

沉而弦者，懸飲，内痛。

弦數，有寒飲，冬夏難治。

緊而滑者，吐逆。

小弱而濇，胃反。

遲而緩者，有寒。

微而緊者，有寒。

沉而遲，腹藏有冷病。

微弱者，有寒，少氣。

實緊，胃中有寒，苦不能食。時時利者，難治（一作時時嘔，稽留難治）。

滑數，心下結，熱盛。

滑疾，胃中有熱。

緩而滑，曰熱中。

沉（一作浮）而急，病傷寒，暴發虚熱。

浮而絶者，氣。

辟大而滑，中有短氣。

浮短者，其人肺傷。諸氣微少，不過一年死。法當嗽也。

沉而數，中水。冬不治，自愈。

短而數，心痛，心煩。

弦而緊，脅痛，藏傷，有瘀血（一作有寒血）。

沉而滑，爲下重，亦爲背膂痛。

脉來細而滑，按之能虚，因急持直者，僵仆，從高墮下，病在内。

微浮，秋吉，冬成病。

微數，雖甚不成病，不可勞。

浮滑疾緊者，以合百病，久易愈。

陽邪來，見浮洪。

陰邪來，見沉細。

水穀來，見堅實。

脉來乍大乍小、乍長乍短者，爲祟。

脉來洪大嫋嫋者，社祟。

脉來沉沉澤澤，四肢不仁而重，土祟。

脉與肌肉相得，久持之至者，可下之。

弦小緊者，可下之。

緊而數，寒熱俱發，必下乃愈。

弦遲者，宜温藥。

緊數者，可發其汗。

診五藏六府氣絶證候第三

病人肝絶，八日死。何以知之？面青，但欲伏眠，目視而不見人，汗（一作泣）出如水不止（一曰二日死）。

病人膽絶，七日死。何以知之？眉爲之傾。

病人筋絶，九日死。何以知之？手足爪甲青，呼罵不休（一曰八日死）。

病人心絶，一日死。何以知之？肩息，回視，立死（一曰目亭亭，一日死）。

病人腸（一云：小腸）絶，六日死。何以知之？髮直如乾麻，不得屈伸，白汗不止。

病人脾絶，十二日死。何以知之？口冷，足腫，腹熱，臚脹，泄利不覺，出無時度（一曰五日死）。

病人胃絶，五日死。何以知之？脊痛，腰中重，不可反覆（一曰腓腸平，九日死）。

病人肉絶，六日死。何以知之？耳乾，舌皆腫，溺血，大便赤泄（一曰足腫，九日死）。

病人肺絶，三日死。何以知之？口張，但氣出而不還（一曰鼻口虚張、短氣）。

病人大腸絶，不治。何以知之？泄利無度，利絶則死。

病人腎絶，四日死。何以知之？齒爲暴枯，面爲正黑，目中黄色，腰中欲折，白汗出如流水（一曰人中平，七日死）。

病人骨絶，齒黄落，十日死。

諸浮脉無根者，皆死。已上五藏六府爲根也。

診四時相反脉證第四

春三月木王，肝脉治，當先至，心脉次之，肺脉次之，腎脉次之。此爲四時王相順脉也。到六月土王，脾脉當先至，而反不至，反得腎脉，此爲腎反脾也，七十日死。何謂賢反脾？夏，火王，心脉當先至，肺脉次之，而反得腎脉，是謂腎反脾。期五月、六月，忌丙丁。

脾反肝，三十日死。何爲脾反肝？春，肝脉當先至，而反不至，脾脉先至，是謂脾反肝。期正月、二月，忌甲乙。

腎反肝，三歳死。何謂腎反肝？春，肝脉當先至，而反不至，腎脉先至，是謂腎反肝也。期七月、八月，忌庚辛。

腎反心，二歳死。何謂腎反心？夏，心脉當先至，而反不至。腎脉先至，是謂腎反心也。期六月，忌戊己（臣億等按《千金》云：此中不論肺金之氣，踈畧未諭，指南又推五行，亦頗顛倒，待求别録也）。

診損至脉第五

脉有損至，何謂也？然，至之脉，一呼再至曰平，三至曰離經，四至曰奪精，五至曰死，六至曰命絶，此至之脉也。何謂損？一呼一至曰離經，二呼一至曰奪精，三呼一至曰死，四呼一至曰命絶，此損之脉也。至脉從下上，損脉從上下也。損脉之爲病柰何？然，一損損於皮毛皮，聚而毛落；二損損於血脉，血脉虚少，不能榮於五藏六府也；三損損於肌肉，肌肉消瘦，食飲不爲肌膚；四損損於筋，筋緩不能自收持；五損損於骨，骨痿不能起於牀，反此者，至於收病也。從上下者，骨痿不能起於牀者，死；從下上者，皮聚而毛落者，死。治損之法柰何？然，損其肺者，益其氣；損其心者，益其榮衛；損其脾者，調其飲食，適其寒温；損其肝者，緩其中；損其腎者，益其精氣，此治損之法也。

脉有一呼再至，一吸再至；一呼三至，一吸三至；一呼四至，一吸四至；一呼五至，一吸五至；一呼六至，一吸六至；一呼一至，一吸一至；再呼一至，再吸一至；呼吸再至。脉來如此，何以别知其病也？然，脉來一呼再至，一吸再至，不大不小，曰平。一呼三至，一吸三至，爲適得病。前大後小，即頭痛目眩；前小後大，即胸滿短氣。一呼四至，一吸四至，病適欲甚。脉洪大者，苦煩滿。沉細者，腹中痛。滑者，傷熱。濇者，中霧露。一呼五至，一吸五至，其人當困。沉細即夜加，浮大即晝加，不大小雖困可治，其有大小者爲難治。一呼六至，一吸六至，爲十死脉也。沉細夜死，浮大晝死。一呼一至，一吸一至，名曰損人。雖能行，猶當（一作獨未）著牀。所以然者，血氣皆不足故也。再呼一至，再吸一至，名曰無魂。無魂者，當死也。人雖能行，名曰行尸。

扁鵲曰：脉一出一入曰平，再出一入少陰，三出一入太陰，四出一入厥陰，再入一出少陽，三入一出陽明，四入一出太陽。脉出者爲陽，入者爲陰。故人一呼而脉再動，氣行三寸；一吸而脉再動，氣行三寸。呼吸定息，脉五動。一呼一吸爲一息，氣行六寸。人十息，脉五十動，氣行六尺，二十息，脉百動，爲一備之氣，以應四時。天有三百六十五日，人有三百六十五節。晝夜漏下水百刻。一備之氣，脉行丈二尺。一日一夜行於十二辰，氣行盡則周遍於身，與天道相合，故曰平。平者，無病也，一陰一陽是也。脉再動爲一至，再至而緊即奪氣。一刻百三十五息，十刻千三百五十息，百刻萬三千五百息，二刻爲一度，一度氣行一周身，晝夜五十度。脉三至者，離經。一呼而脉三動，氣行四寸半。人一息脉七動，氣行九寸。十息脉七十動，氣行九尺。一備之氣，脉百四十動，氣行一丈八尺。一周於身，氣過百八十度，故曰離經。離經者，病一陰二陽是也。三至而緊，則奪血，脉四至則奪精。一呼而脉四動，氣行六寸。人一息脉九動，氣行尺二寸。人十息脉九十動，氣行一丈二尺。一備之氣，脉百八十動，氣行二丈四尺。一周於身，氣過三百六十度，再遍於身，不及五節。一時之氣而重至。諸脉浮澀者，五藏無精，難治。一陰三陽是也，四至而緊則奪形。脉五至者，死。一呼而脉五動，氣行六寸半（當行七寸半）。人一息脉十一動，氣行尺三寸（當行尺五寸）。人十息脉百一十動，氣行丈三尺（當行丈五尺）。

一備之氣，脉二百二十動，氣行二丈六尺（當行三丈）。一周於身，三百六十五節，氣行過五百四十度。再周於身，過百七十度。一節之氣而至此。氣浮澀，經行血氣竭盡，不守於中，五藏痿消，精神散亡。脉五至而緊則死，三陰（一作二）三陽是也，雖五猶末，如之何也。脉一損一乘者，人一呼而脉一動，人一息而脉再動，氣行三寸。十息脉二十動，氣行三尺。一備之氣，脉四十動，氣行六尺，不及周身百八十節。氣短不能周遍於身，苦少氣，身體懈墮矣。脉再損者，人一息而脉一動，氣行一寸五分，人十息脉十動，氣行尺五寸。一備之氣，脉二十動。氣行三尺，不及周身二百節。（凝）氣血盡，經中不能及，故曰離經。血去不在其處，小大便皆血也。脉三損者，人一息復一呼而脉一動。十息脉七動，氣行尺五寸（當行尺五分）。一備之氣，脉十四動，氣行三尺一寸（當行二尺一寸）。不及周身二百九十七節，故曰爭。氣行血流，不能相與俱微，氣閉實則胸滿藏枯，而爭於中，其氣不朝，血凝於中，死矣。脉四損者，再息而脉一動。人十息脉五動，氣行七寸半。一備之氣，脉十動。氣行尺五寸。不及周身三百一十五節，故曰亡血。亡血者，忘失其度，身羸疲，皮裹骨。故血氣俱盡，五藏失神，其死神矣。脉五損者，人再息復一呼而脉一動，人十息脉四動，氣行六寸。一備之氣，脉八動，氣行尺二寸。不及周身三百二十四節，故曰絶。絶者，氣急，不下牀，口氣寒，脉俱絶，死矣。

岐伯曰：脉失四時者爲至啓，至啓者，爲損至之脉也。損之爲言，少陰主骨爲重，此志損也；飲食衰減，肌肉消者，是意損也；身安卧，卧不便利，耳目不明，是魂損也；呼吸不相通，五色不華，是魄損也。四肢皆見脉爲亂，是神損也。大損三十歲，中損二十歲，下損十歲。損，各以春、夏、秋、冬。平人，人長脉短者，是大損，三十歲；人短脉長者，是中損，二十歲；手足皆細，是下損，十歲；失精氣者，一歲而損；男子，左脉短，右脉長，是爲陽損，半歲；女子，右脉短，左脉長，是爲陰損，半歲；春，脉當得肝脉，反得脾肺之脉，損；夏，脉當得心脉，反得腎肺之脉，損；秋，脉當得肺脉，反得肝心之脉，損；冬，脉當得腎脉，反得心脾之脉，損。當審切寸口之脉，知絶不絶。前後去爲絶。掌上相擊，堅如彈石，爲上脉虚盡，下脉尚有，是爲有胃氣，上脉盡，下脉堅如彈石，爲有胃氣。上下脉皆盡者，死；不絶不消者，皆生，是損脉也。至之爲言，言語音深遠，視憒憒，是志之至也。身體粗大，飲食暴多，是意之至也；語言妄見，手足相引，是魂之至也；蘢葱華色，是魄之至也；脉微小不相應，呼吸自大，是神之至也。是至脉之法也。死生相應，病各得其氣者生，十得其半也。黄帝曰：善。

診脉動止投數疎數死期年月第六

脉一動一止，二日死（一經云：一日死）。二動一止，三日死。三動一止，四日死或五日死。四動一止，六日死。五動一止，五日死或七日死。六動一止，八日死。七動一止，九日死。八動一止，十日死。九動一止，九日死，又云：十一日死（一經云：十三日死，若立春死）。十動一止，立夏死（一經云：立春死）。十一動一止，夏至死（一經云：立夏死；一經云：立秋死）。十二十三動一止，立秋死（一經云：立冬死）。十四十五動一止，立冬死（一經云：立夏死）。二十動一止，一歲死，若立秋死。二十一動一止，二歲死。二十五動一止，立冬死（一經云：一歲死或二歲死）。三十動一止，二歲，若三歲死。三十五動一止，三歲死。四十動一止，四歲死。五十動一止，五歲死。不滿五十動一止，五歲死。

脉來五十投而不止者，五藏皆受氣，即無病。（《千金方》云：五行氣畢，陰陽數同，榮衛出入，經脉通流，晝夜百刻，五德相生）。

脉來四十投而一止者，一藏無氣，却後四歲，春草生而死。

脉來三十投而一止者，二藏無氣，却後三歲，麥熟而死。

脉來二十投而一止者，三藏無氣，却後二歲，桑椹赤而死。

脉來十投而一止者，四藏無氣，歲中死。得節不動，出清明日死，遠不出穀雨死矣。

脉來五動而一止者，五藏無氣，却後五日而死。

脉一來而久住者，宿病在心主中治。

脉二來而久住者，病在肝枝中治。

脉三來而久住者，病在脾下中治。

脉四來而久住者，病在腎間中治。

脉五來而久住者，病在肺枝中治。

五脉病虛羸，人得此者，死。所以然者，藥不得而治，針不得而及，盛人可治，氣全故也。

診百病死生訣第七

診傷寒，熱盛，脉浮大者生，沉小者死。

傷寒，已得汗，脉沉小者生，浮大者死。

温病，三四日以下，不得汗，脉大疾者生，脉細小難得者死，不治。温病，穰穰大熱，其脉細小者死（《千金》穰穰作時行）。

温病，下利，腹中痛甚者死，不治。

温病，汗不出，出不至足者死；厥逆汗出，脉堅强急者，主虚，緩者死。

温病，二三日，身體熱，腹滿，頭痛，食飲如故，脉直而疾者，八日死；四五日，頭痛，腹痛而吐，脉來細强，十二日死；八九日，頭不疼，身不痛，目不赤，色不變而反利，脉來牒牒，按之不彈手，時大，心下堅，十七日死。

熱病七八日，脉不軟（一作喘）不散（一作數）者，當瘖，瘖後三日，温汗不出者死。

熱病，七八日，其脉微細，小便不利，加暴口燥，脉代，舌焦乾黑者死。

熱病，未得汗，脉盛躁疾，得汗者生，不得汗者難差。

熱病，已得汗，脉静安者生，脉躁者難治。

熱病，已得汗，常大熱不去者亦死（大，一作專）。

熱病，已得汗，熱未去，脉微躁者，慎不得刺治。

熱病，發熱，熱甚者，其脉陰陽皆竭，慎勿刺，不汗出，必下利。

診人被風，不仁痿躄，其脉虛者生，堅急疾者死。

診癲病，虛則可治，實則死。

癲疾，脉實堅者生，脉沉細小者死。

癲疾，脉搏大滑者，久久自已，其脉沉小急實，不可治，小堅急，亦不可療。

診頭痛，目痛久視，無所見者死（久視，一作卒視）。

診人心腹積聚，其脉堅強急者生，虛弱者死。又實強者生，沉者死。其脉大，腹大脹，四肢逆冷。其人脉形長者死。腹脹滿，便血，脉大時，絶，極下血。脉小疾者死。

心腹痛，痛不得息，脉細小遲者生，堅大疾者死。

腸澼，便血，身熱則死，寒則生。

腸澼，下白沫，脉沉則生，浮則死。

腸澼，下膿血，脉懸絶則死，滑大則生。

腸澼之屬，身熱，脉不懸絶，滑大者生，懸濇者死，以藏期之。

腸澼，下膿血，脉沉小流連者生，數疾且大，有熱者死。

腸澼，筋攣，其脉小細安静者生，浮大緊者死。

洞泄，食不化，不得留，下膿血，脉微小連者生，緊急者死。

泄注，脉緩時小結者生，浮大數者死。

䘌蝕陰肛，其脉虚小者生，緊急者死。

欬嗽，脉沉緊者死，浮直者生，浮軟者生，小沉伏匿者死。

欬嗽，羸瘦，脉形堅大者死。

欬，脱形，發熱，脉小堅急者，死；肌瘦，下（一本云不）脱形，熱不去者，死。

欬而嘔，腹脹且泄，其脉弦急欲絶者死。

吐血衄血，脉滑小弱者生，實大者死。

汗出若衄，其脉小滑者生，大躁者死。

唾血，脉緊強者死，滑者生。

吐血而欬，上氣，其脉數，有熱，不得卧者死。

上氣，脉數者死，謂其形損故也。

上氣，喘息低昂，其脉滑，手足温者生，脉澀，四肢寒者死。

上氣，面浮腫，肩息，其脉大不可治，加利必死（一作又甚）。

上氣，注液，其脉虚寧寧伏匿者生，堅強者死。

寒氣上攻，脉實而順滑者生，實而逆澀者死（《太素》云：寒氣暴上脉滿實，何如？曰：實而滑則生，實而逆則死矣。其形盡滿，何如？曰：舉形盡滿者，脉急大堅，尺滿而不應，如是者，順則生，逆則死。何謂順則生逆則死？曰：所謂順者，手足温也，謂逆者，手足寒也）。

消癉，脉實大，病久可治。脉懸小堅急，病久不可治。

消渴，脉數大者生，細小浮短者死。

消渴，脉沉小者生，實堅大者死。

水病，脉洪大者可治，微細者不可治。

水病，脹閉，其脉浮大軟者生，沉細虚小者死。

水病，腹大如鼓，脉實者生，虚者死。

卒中，惡吐血數升，脉沉數細者死，浮大疾快者生。

卒中，惡腹大，四肢滿，脉大而緩者生，緊大而浮者死，緊細而微者亦生。

病瘡，腰脊強急，瘈瘲者，皆不可治。

寒熱瘈瘲，其脉代絶者死。

金瘡，血出太多，其脉虚細者生，數實大者死。

金瘡出血，脉沉小者生；浮大者死。

斫瘡，出血一二石，脉來大，二十日死。

斫刺俱有，病多少血，出不自止。斷者，其脉止。脉來大者，七日死；滑細者生。

從高傾仆，内有血，腹脹滿，其脉堅強者生；小弱者死。

人爲百藥所中傷，脉浮濇而疾者生；微細者死；洪大而遲者生（《千金》遲作速）。

人病甚而脉不調者，難差。

人病甚而脉洪者，易差。

人内外俱虚，身體冷而汗出，微嘔而煩擾，手足厥逆，體不得安静者死。

脉實滿，手足寒，頭熱，春秋生，冬夏死。

老人脉微，陽羸陰強者生；脉焱大加息（一作如急）者死。陰弱陽強，脉至而代，奇（一作寄）月而死。

尺脉濇而堅，爲血實氣虚也。其發病腹痛，逆滿，氣上行，此爲婦人胞中絶傷，有惡血，久成結瘕，得病以冬時，黍穄赤而死。

尺脉細而微者，血氣俱不足，細而來有力者，是穀氣不充，病得節輒動，棗葉生而死，此病秋時得之。

左手寸口脉偏動，乍大乍小不齊，從寸口至關，關至尺，三部之位，處處動摇，各異不同，其人病，仲夏得之，此脉桃花落而死（花，一作葉）。

右手寸口脉偏沉伏，乍小乍大，朝來浮大，暮夜沉伏。浮大即太過，上出魚際。沉伏即下不至關中。往來無常，時時復來者，榆葉枯落而死（葉，一作莢）。

右手尺部脉三十動一止，有頃更還，二十動一止，乍動乍疏，連連相因，不與息數相應，其人雖食穀，猶不愈，蘩草生而死。左手尺部脉四十動而一止，止而復來，來逆如循直木，如循張弓弦絙絙然，如兩人共引一索，至立冬死（《千金》作至立春而死）。

診三部脉虛實決死生第八

三部脉調而和者，生。

三部脉廢者，死。

三部脉虛，其人長病得之，死。虛而澀，長病亦死。虛而滑，亦死。虛而緩，亦死。虛而弦急，癲病亦死。

三部脉實而大，長病得之，死。實而滑，長病得之，生；卒病得之，死。實而緩，亦生。實而緊，亦生。實而緊急，癲癇可治。

三部脉強，非稱其人病便死。

三部脉羸，非其人（一作脉）得之，死。

三部脉麄，長病得之，死；卒病得之，生。

三部脉細而軟，長病得之，生；細而數，亦生；微而緊，亦生。

三部脉大而數，長病得之，生；卒病得之，死。

三部脉微而伏，長病得之，死。

三部脉軟（一作濡），長病得之，不治自愈，治之死；卒病得之，生。

三部脉浮而結，長病得之，死；浮而滑，長病亦死；浮而數，長病風得之，生；卒病得之，死。

三部脉芤，長病得之，生；卒病得之，死。

三部脉弦而數，長病得之，生；卒病得之，死。

三部脉革，長病得之，死；卒病得之，生。

三部脉堅而數，如銀釵股，蠱毒病，必死；數而軟，蠱毒病得之，生。

三部脉瀓瀓如羹上肥，長病得之，死；卒病得之，生。

三部脉連連如蜘蛛絲，長病得之，死；卒病得之，生。

三部脉如霹靂，長病得之，死，三十日死。

三部脉如弓弦，長病得之，死。

三部脉累累如貫珠，長病得之，死。

三部脉如水淹然流，長病不治自愈，治之反死（一云：如水流者，長病七十日死；如水不流者，長病不治自愈）。

三部脉如屋漏，長病十日死（《千金》云：十四日死）。

三部脉如雀啄，長病七日死。

三部脉如釜中湯沸，朝得暮死，夜半得，日中死；日中得，夜半死。

三部脉急切，腹間病，又婉轉腹痛，針上下差。

新刊王氏脉經卷第五

朝散大夫守光禄卿直秘閣判登聞檢院上護軍臣林億　等類次

張仲景論脉第一

脉有三部，陰陽相乘。榮衛氣血，在人體躬（《千金》作『而行人躬』）。呼吸出入，上下於中。因息遊布，津液流通。隨時動作，効象形容。春弦秋浮，冬沉夏洪。察色觀脉，大小不同。一時之間，變無經常。尺寸參差，或短或長。上下乖錯，或存或亡。病輒改易，進退低昂。心迷意惑，動失紀綱。願爲縷陳，令得分明。

師曰：子之所問，道之根源。脉有三部，尺寸及關。榮衛流行，不失衡銓。腎沉心洪，肺浮肝弦。此自經常，不失銖分。出入升降，漏刻周旋。水下二刻（臣億等，詳水下二刻，疑撿舊本如此），脉一周身。旋復寸口，虛實見焉。變化相乘，陰陽相干。風則浮虛，寒則緊弦。沉潛水滀，支飲急弦。動弦爲痛，數洪熱煩。設有不應，知變所緣。三部不同，病各異端。太過可怪，不及亦然。邪不空見，終必有奸。審審表裏，三焦別分。知邪所舍，消息診看。料度府藏，獨見若神。爲子條記，傳與賢人。

扁鵲陰陽脉法第二

脉，平旦曰太陽，日中見陽明，晡時曰少陽，黄昏曰少陰，夜半曰太陰，雞鳴曰厥陰，是三陰三陽時也。

少陽之脉，乍小乍大，乍長乍短，動摇六分，王十一月甲子夜半，正月二月甲子王。

太陽之脉，洪大以長，其來浮於筋上，動摇九分，三月四月甲子王。

陽明之脉，浮大以短，動摇三分，大前小後，狀如科斗其至跳，五月六月甲子王。

少陰之脉，緊細，動摇六分，王五月甲子日中，七月八月甲子王。

太陰之脉，緊細以長，乘於筋上，動摇九分，九月十月甲子王。

厥陰之脉，沉短以緊，動摇三分，十一月十二月甲子王。

厥陰之脉，急弦，動摇至六分已上，病遲脉寒，少腹痛引腰，形喘者死；脉緩者可治。刺足厥陰，入五分（『迟脉』二字疑衍）。

少陽之脉，乍短乍長，乍大乍小，動摇至六分已上，病頭痛，脅下滿，嘔，可治；擾即死（一作：傴，可治；偃即死）。刺兩季肋端，足少陽也，入七分。

陽明之脉，洪大以浮，其來滑而跳，大前細后，狀如科斗，動摇至三分已上，病眩頭痛，腹滿痛，嘔，可治；擾即死。刺臍上四寸，臍下三寸，各六分。

從二月至八月，陽脉在表。從八月至正月，陽脉在裏。附陽脉强，附陰脉弱。至，即驚。實，則瘈瘲。細而沉，不瘈瘲即泄，泄即煩，煩即渴，渴即腹滿，滿即擾，擾即腸澼，澼即脉代，乍至乍不至。大而沉即欬，欬即上氣，上氣甚則肩息，肩息甚則口舌血出，血出甚即鼻血出。變出寸口，陰陽表裏，以互相乘，如風有道，陰脉乘陽也。寸口中，前後溢者，行風。寸口中，外實因（内）不滿者，三風四温。寸口者，勞風。勞風者，大病亦發，駃行汗出亦發。軟風者，上下微微扶骨，是其診也。表緩腹内急者，軟風也。猥雷實夾者，飄風。從陰趨陽者，風邪。一來調，一來速，鬼邪也。陰緩陽急者，表有風來入藏也。陰急者，風已抱陽入腹。上逯逯，下宛宛，不能至陽，流飲也。上下血微，陰強者，爲漏僻；陽強者，酒僻也。傴偷不過，微反陽，澹漿也。陰扶骨絶者，從寸口前頓趣於陰，汗水也。來調四布者，欲病水也。陰脉不偷，陽脉傷，復少津。寸口中後大前兊，至陽而實者，僻食。小過陽一分者，七日僻。二分者，十日僻。三分者，十五日僻。四分者，二十日僻。四分中伏不過者，半歲僻。敦敦不至，胃陰一分，飲餔餌僻也。外勾者，久僻也。内卷者，十日以還。外強内弱者，裹大核也。并浮而弦者，汁核。并浮緊而數，如沉，病暑食粥（一作微）。有内緊而伏，麥飦若餅。寸口脉倚陽，緊細以微，瓜菜皮也。若倚如緊，薺藏菜也。贖贖無數，生肉僻也。附陽者，炙肉僻也。小倚生，浮大如故，生麥豆也。

扁鵲脉法第三

扁鵲曰：人一息脉二至謂平脉，體形無苦。人一息脉三至謂病脉。一息四至謂痺者，脱脉氣，其眼睛青者，死。人一息脉五至以上，死，不可治也。都（一作聲）息病，脉來動，取極五至，病有六七至也。扁鵲曰：平和之氣，不緩不急，不滑不澀，不存不亡，不短不長，不俛不仰，不從不橫，此謂平脉。腎（一作緊）受如此（一作剛），身無苦也。扁鵲曰：脉氣弦急，病在肝，少食多厭，裏急多言，頭眩目痛，腹滿筋攣，癲疾上氣，少腹積堅，時時唾血，咽喉中乾，相病之法，視色聽聲，觀病之所在，候脉要訣豈不微乎？脉浮如數，無熱者，風也。若浮如數，而有熱者，氣也。脉洪大者，又兩乳房動脉復數，加有寒熱，此傷寒病也。若羸長病，如脉浮溢寸口，復有微熱，此疰氣病也。如復欬又多熱，乍劇乍差，難治也。又療無劇者，易差。不欬者，易治也（疑有闕文）。

扁鵲華佗察聲色要訣第四

病人五藏已奪，神明不守，聲嘶者，死。

病人循衣縫，譫言者，不可治。

病人陰陽俱絶，掣衣掇空，妄言者，死。

病人妄語錯亂及不能語者，不治；熱病者，可治。

病人陰陽俱絶，失音不能言者，三日半死。

病人兩目眥有黄色起者，其病方愈。

病人面黄目青者，不死；青如草滋，死。

病人面黄目赤者，不死；赤如衃血，死。

病人面黄目白者，不死；白如枯骨，死。

病人面黄目黑者，不死；黑如炲，死。

病人面目俱等者，不死。

病人面黑目青者，不死。

病人面青目白者，死。

病人面黑目白者，不死。

病人面赤目青者，六日死。

病人面黄目青者，九日必死，是謂亂經。飲酒當風，邪入胃經，膽氣妄泄，目則爲青，雖有天救，不可復生。

病人面赤目白者，十日死。憂恚思慮，心氣内索，面色反好，急求棺槨。

病人面白目黑者，死。此謂榮華已去，血脉空索。

病人面黑目白者，八日死。腎氣内傷，病因留積。

病人面青目黄者，五日死。病人著牀，心痛短氣，脾竭内傷，百日復愈，能起傍徨，因坐於地，其亡倚牀，能治此者，可謂神良。

病人面無精光若土色，不受飲食者，四日死。

病人目無精光及牙齒黑色者，不治。

病人耳目鼻口有黑色起，入于口者，必死。

病人耳目及顴頰赤者，死在五日中。

病人黑色出於額上髮際，下直鼻脊兩顴上者，亦死在五日中。

病人黑氣出天中，下至年上、顴上者，死（《千金翼》云：天中當鼻直上至髮際，年上在鼻上兩目間）。

病人及健人黑色若白色起，入目及鼻口，死在三日中。

病人及健人面忽如馬肝色，望之如青，近之如黑者，死。

病人面黑，目直視，惡風者，死。

病人面黑，唇青者，死。

病人面青，唇黑者，死。

病人面黑，兩脅下滿，不能自轉反者，死。

病人面回回直視，肩息者，一日死。

病人頭目久痛，卒視無所見者，死。

病人陰結陽絶，目精脱，恍惚者，死。

病人陰陽絶竭，目眶陷者，死。

病人眉繫傾者，七日死。

病人口如魚口，不能復閉而氣出多不反者，死。

病人口張者，三日死。

病人唇青，人中反，三日死。

病人唇反，人中反（满）者，死。

病人唇口忽乾者，不治。

病人唇腫齒焦者，死。

病人陰陽俱竭，其齒如熟小豆，其脉駃者，死。

病人齒忽變黑者，十三日死。

病人舌卷卵縮者，必死。

病人汗出不流，舌卷黑者，死。

病人髮直者，十五日死。

病人髮如乾麻，善怒者，死。

病人髮與眉衝起者，死。

病人爪甲青者，死。

病人爪甲白者，不治。

病人手足爪甲下肉黑者，八日死。

病人榮衛竭絶，面浮腫者，死。

病人卒腫，其面蒼黑者，死。

病人手掌腫，無文者，死。

病人臍腫，反出者，死。

病人陰囊莖俱腫者，死。

病人脉絶，口張，足腫，五日死。

病人足趺上腫，兩膝大如斗者，十日死。

病人卧，遺屎不覺者，死。

病人尸臭者，不可治。

肝病皮黑，肺之日庚辛死。

心病目黑，腎之日壬癸死。

脾病唇青，肝之日甲乙死。

肺病頰赤目腫，心之日丙丁死。

腎病面腫唇黃，脾之日戊己死。

青欲如蒼璧之澤，不欲如藍。

赤欲如帛裹朱，不欲如赭。

白欲如鵝羽，不欲如鹽。

黑欲重漆，不欲如炭。

黃欲如羅裹雄黃，不欲如黃土。

目色赤者病在心，白在肺，黑在腎，黃在脾，青在肝。黃色不可名者，病胸中。

診目病，赤脉從上下者，太陽病也；從下上者，陽明病也；從外入内者，少陽病也。

診寒熱瘰癧，目中有赤脉，從上下至瞳子，見一脉一歲死，見一脉半一歲半死，見二脉二歲死，見二脉半二歲半死，見三脉三歲死。

診齲齒痛，按其陽明之脉，來有過者獨熱，在右右熱，在左左熱，在上上熱，在下下熱。

診血者脉，多赤多熱，多青多痛，多黑爲久痺，多赤、多黑、多青皆見者，寒熱身痛。面色微黃，齒垢黃，爪甲上黃，黃疸也。安卧，少黃赤，脉小而澀者，不嗜食。

扁鵲診諸反逆死脉要訣第五

扁鵲曰：夫相死脉之氣，如群鳥之聚，一馬之馭，繫水交馳之狀，如懸石之落，出筋之上，藏筋之下，堅關之裏，不在榮衛，伺候交射，不可知也（疑有闕文）。

脉病人不病，脉來如屋漏、雀啄者，死（屋漏者，其來既絶而止，時時復起而不相連屬也。雀啄者，脉來甚數而疾，絶止，復頓來也）。

又《經》言：得病七八日，脉如屋漏、雀啄者，死（脉彈人手如黍米也）。

脉來如彈石，去如解索者，死（彈石者，辟辟急也。解索者，動數而隨散亂，無復次緒也）。

脉困，病人脉如蝦之游，如魚之翔者，死（蝦游者，苒苒而起，尋復退没，不知所在，久乃復起，起輒遲而没去速者是也）。魚翔者，似魚不行而但掉尾動，頭身摇而久住者是也）。

脉如懸薄卷索者，死。

脉如轉豆者，死。脉如偃刀者，死。脉涌涌不去者，死。脉忽去忽來，暫止復來者，死。脉中侈者，死。

脉分絶者，死（上下分散也）。

脉有表無裏者死，《經》名曰結，去即死。何謂結？脉在指下如麻子動摇，屬腎，名曰結，去死近也。

脉五來一止，不復增減者，死，《經》名曰代。何謂代？脉五來一止也。脉七來是人一息半，時不復增減，亦名曰代，正死不疑。

《經》言：病或有死，或有不治自愈，或有連年月而不已，其死生存亡，可切脉而知之邪？然，可具知也。設病者若閉目不欲見人者，脉當得肝脉弦急而長，反得肺脉浮短而澀者，死也。病若開目而渴，心下牢者，脉當得緊實而數，反得沉滑而微者，死。病若吐血。復鼽衄者，脉當得沉細，而反浮大牢者，死。病若譫言妄語，身當有熱，脉當洪大，而反手足四逆，脉反沉細微者，死。病若大腹而泄，脉當微細而澀，反得緊大而滑者，死。此之謂也。

《經》言：形脉與病相反者，死。柰何？然，病若頭痛目痛，脉反短澀者，死之。

病若腹痛，脉反浮大而長者，死。

病若腹滿而喘，脉反滑利而沉者，死。

病若四肢厥逆，脉反浮大而短者，死。

病若耳聾，脉反浮大而澀者，死。（《千金翼》云：脉大者生，沉遲細者，難治）。

病若目𥉂𥉂，脉反大而緩者，死。

左有病而右痛，右有病而左痛，下有病而上痛，上有病而下痛，此爲逆，逆者死，不可治。脉來沉之絶濡，浮之不止，推手者，半月死（一作半日）。脉來微細而絶者，人病當死。

人病脉不病者，生；脉病人不病者，死。

人病尸厥，呼之不應，脉絶者，死。脉當大反小者，死。

肥人脉細小，如絲欲絶者，死。

羸人得躁脉者，死。

人身澀而脉來往滑者，死。

人身滑而脉來往澀者，死。

人身小而脉來往大者，死。

人身短而脉來往長者，死。

人身長而脉來往短者，死。

人身大而脉來往小者，死。

尺脉不應寸，時如馳，半日死（《千金》云：尺脉上應寸口，太遲者，半日死）。

肝脾俱至則穀不化，肝多即死。

肺肝俱至則癰疽，四肢重，肺多即死。

心肺俱至則痺，消渴，懈怠，心多即死。

腎心俱至則難以言，九竅不通，四肢不舉，腎多即死。

脾腎俱至則五藏敗壞，脾多即死。

肝心俱至則熱甚，瘈瘲，汗不出，妄見邪。

肝腎俱至則疝瘕，少腹痛，婦人月使不來。肝滿、腎滿、肺滿皆實，則爲腫。肺之雍，喘而兩胠滿。肝雍，兩胠滿，卧則驚，不得小便。腎雍，脚下至小腹滿，脛有大小，髀胻大跛，易偏枯。心肺滿大，癇瘛筋攣。肝脉小急，癇瘛筋攣。肝脉騖暴，有所驚駭，脉不至，若瘖，不治自已。腎脉小急、肝脉小急、心脉小急，不鼓皆爲瘕。腎脉并沉，爲石水；并浮，爲風水；并虛，爲死；并小弦，欲驚。腎脉大急沉、肝脉大急沉，皆爲疝。心脉搏滑急爲心疝。肺脉沉搏爲肺疝。脾脉外鼓，沉爲腸澼，久自已。肝脉小緩爲腸澼，易治。腎脉小搏沉，爲腸澼下血，血温身熱者，死。心肝澼，亦下血，二藏同病者可治。其脉小沉澀者爲腸澼，其身熱者死，熱見七日死。胃脉沉鼓澀，胃外鼓大。心脉小緊急，皆膈偏枯，男子發左，女子發右，不瘖舌轉，可治，三十日起，其順者瘖，三歲起，年不滿二十者，三歲死。脉至而搏，血衄，身有熱者，死。脉來如懸鈎，浮爲熱。脉至如喘，名曰氣厥。氣厥者，不知與人言（《素問》《甲乙》作暴厥）。脉至如數，使人暴驚，三四日自已。脉至浮合，浮合如數，一息十至、十至以上，是爲經氣予不足也，微見，九十日死。脉至如火新然，是心精之予奪也，草乾而死。脉至如散葉，是肝氣予虛也。木葉落而死（木葉落作棗華）。

脉至如省客，省客者，脉塞而鼓，是腎氣予不足也，懸去棗華而死。脉至如泥丸，是胃精予不足也，榆莢落而死（《素問》莢作葉）。

脉至如横格，是膽氣予不足也，禾熟而死。脉至如弦縷，是胞精予不足也，病善言，下霜而死；不言，可治。

脉至如交漆者，左右傍至也，微見，四十日死（《甲乙》作交棘）。脉至如涌泉，浮鼓肌中，是太陽氣予不足也，少氣味，韭英而死。脉至委委土（《素問》作頹土）之狀，按之不得，是肌氣予不足也，五色先見黑，白壘（一作藟）。發死。脉至如懸雍，懸雍者，浮揣切之益大，是十二俞之予不足也，水凝而死。脉至如偃刀，偃刀者，浮之小急也，按之堅大急，五藏菀熟，寒熱獨并於腎也，如此其人不得坐，立春而死。脉至如丸滑不直手，不直手者，按之不可得也，是大腸氣予不足也，棗葉生而死。脉至如春者，令人善恐，不欲坐卧，行立常聽，是小腸氣予不足也，季秋而死。

問曰：嘗以春二月中，脉一病人，其脉反沉。師記言：到秋當死。其病反愈，到七月復病，因往脉之，其脉續沉。復記言：至冬死。問曰：二月中得沉脉，何以故處之至秋死也？師曰：二月之時，其脉自當濡弱而弦，得沉脉，到秋自沉，脉見浮即死，故知到秋當死也。七月之時，脉復得沉，何以處之至冬當死？師曰：沉脉屬腎，眞藏脉也，非時妄見。

《經》言：王、相、囚、死。冬脉本王脉，不再見，故知至冬當死也。然後至冬復病，王以冬至日死，故知爲諦。華佗倣此。

新刊王氏脉經卷第六

朝散大夫守光禄卿直秘閣判登聞檢院上護軍臣林億　等類次

肝足厥陰經病證第一

肝氣虛則恐，實則怒。肝氣虛則夢見園苑生草，得其時，則夢伏樹下不敢起。肝氣盛則夢怒。厥氣客於肝，則夢山林樹木。

病在肝，平旦慧，下晡盛，夜半靜。

病先發於肝者，頭目眩，脅痛支滿。一日之脾，閉塞不通，身痛體重。二日之胃，而腹脹。三日之腎，少腹腰脊痛，脛痠。十日不已，死，冬日入，夏早食。

肝脉搏堅而長，色不青，當病墜墮。若搏因血在脅下，令人喘逆。若軟而散，其色澤者，當病溢飲。溢飲者，濕（渴）暴多飲而溢（一作易）入肌皮腸胃之外也。

肝脉沉之而急，浮之亦然，苦脅下痛，有氣支滿，引少腹而痛，時小便難，苦目眩，頭痛，腰背痛，足爲逆寒，時癃，女人月使不來，時亡時有，得之少時有所墜墮。

青脉之至也，長而左右彈，診曰：有積氣在心下支胠，名曰肝痺，得之寒濕，與疝同法，腰痛，足清，頭痛。

肝中風者，頭目瞤，兩脅痛，行常傴，令人嗜甘如阻歸狀。

肝中寒者，其人洗洗惡寒，翕翕發熱，面翕然赤，漐漐有汗，胸中煩熱。肝中寒者，其人兩臂不舉，舌本（又作大）燥，善太息，胸中痛，不得轉側，時盜汗，欬，食已吐其汁，肝主胸中喘，怒罵，其脉沉，胸中乂窒，欲令人推按之，有熱，鼻窒。

凡有所墜墮，惡血留内，若有所大怒，氣上而不能下，積於左脅下則傷肝。肝傷者，其人脱肉，又卧，口欲得張，時時手足青，目瞑，瞳人痛，此爲肝藏傷所致也。

肝脹者，脅下滿而痛引少腹。

肝水者，其人腹大，不能自轉側，而脅下腹中痛，時時津液微生，小便續通。

肺乘肝，即爲癰腫。心乘肝，必吐利。

肝著者，其病人常欲蹈其胸上，先未苦時，但欲飲熱。肝之積，名曰肥氣，在左脅下，如覆杯，有頭足，如龜鼈狀，久久不愈，發欬逆，痎瘧，連歲月不已，以季夏戊己日得之，何也？肺病傳肝，肝當傳脾，脾適以季夏王，王者不受邪，肝復欲還肺，肺不肯受，因留結爲積，故知肥氣以季夏得之。

肝病，其色青，手足拘急，脅下苦滿，或時眩冒，其脉弦長，此爲可治，宜服防風竹瀝湯、秦艽散。春當刺大敦，夏刺行間，冬刺曲泉，皆補之。季夏刺太衝，秋刺中郄，皆瀉之。又當灸期門百壯，背第九椎五十壯。

肝病者，必兩脅下痛引少腹，令人善怒，虚則目䀮䀮無所見，耳無所聞，善恐，如人將捕之。若欲治之，當取其經。

足厥陰與少陽氣逆，則頭目痛，耳聾不聰，頰腫，取血者，邪在肝，則兩脅中痛，寒中，惡血在内胻，善瘈，節時腫，取之行間，以引脅下，補三里以溫胃中，取血脉以散惡血，取耳間青脉已去其瘈。足厥陰之脉起於大指聚毛之際，上循足趺上廉，去内踝一寸，上踝八寸，交出太陰之後，上膕内廉，循股，入陰毛中，環陰器，抵少腹，俠胃，屬肝，絡膽，上貫膈，布脅肋，循喉嚨之後，上入頏顙，連目繫，上出額，與督脉會於巔。其支者，從目繫下頰裏，環脣内。其支者，復從肝别貫膈，上注肺中。是動則病腰痛，不可以俛仰，丈夫㿗疝，婦人少腹腫，甚則嗌乾，面塵脱色。是主肝所生病者，胸滿，嘔逆，洞泄，狐疝，遺溺，閉癃。盛者，則寸口大一倍於人迎；虚者，則寸口反小於人迎也。

足厥陰之别，名曰蠡溝，去内踝上五寸，别走少陰。其别者，循經上睾，結於莖。其病氣逆則睾腫卒疝，實則挺長熱，虚則暴癢，取之所别。肝病，胸滿脅脹，善恚怒，叫呼，身體有熱而復惡寒，四肢不舉，面目白，身體滑，其脉當弦長而急，今反短澀，其色當青，而反白者，此是金之刻木，爲大逆，十死不治。

膽足少陽经病證第二

膽病者，善太息，口苦，嘔宿汁，心澹澹恐，如人將捕之，嗌中介介然，數唾，候在足少陽之本末，亦見其脉之陷下者，灸之，其寒熱，刺陽陵泉。善嘔，有苦汁，長太息，心中澹澹，善悲，恐如人將捕之，邪在膽，逆在胃，膽液則口苦，胃氣逆則嘔苦汁，故曰嘔膽。刺三里，以下胃氣逆；刺足少陽經絡，以閉膽，卻調其虚實，以去其邪也。

膽脹者，脅下痛脹，口苦，太息。

厥氣客於膽，則夢鬬訟。

足少陽之脉，起於目兊眥，上抵頭角，下耳後，循頸行手少陽之脉前，至肩上，却交手少陽之後，入缺盆。其支者，從耳後入耳中，出走耳前，至兊眥後。其支者，別兊眥，下大迎，合手少陽於䪼（一本云：別兊眥，上迎手少陽於巔）。下加頰車，下頸合缺盆，以下胸中，貫膈，絡肝，屬膽，循脅裏，出氣街，繞毛際，橫入髀厭中。其直者，從缺盆下腋，循胸中，過季脅，下合髀厭中，以下循髀陽，出膝外廉，下外輔骨之前，直下抵絶骨之端，下出外踝之前，循足趺上，出小指次指之端。其支者，趺上入大指之間，循大指歧內，出其端，還貫入爪甲，出三毛。是動則病口苦，善太息，心脅痛，不能反側，甚則面微塵，體無膏澤，足外反熱，是爲陽厥。是主骨所生病者，頭痛角頷痛，目兊眥痛，缺盆中腫痛，腋下腫，馬刀挾癭，汗出，振寒，瘧，胸中、脅肋、髀膝外至胻、絶骨、外踝前及諸節皆痛，小指次指不用。盛者，則人迎大一倍於寸口；虚者，則人迎反小於寸口也。

心手少陰經病證第三

心氣虚則悲不已，實則笑不休。心氣虚則夢救火，陽物，得其時則夢燔灼。心氣盛則夢喜笑及恐畏。厥氣客於心，則夢丘山煙火。

病在心，日中慧，夜半甚，平旦靜。

病先發於心者，心痛。一日之肺喘欬。三日之肝脅痛支滿。五日之脾閉塞不通，身痛體重。三日不已，死，冬夜半，夏日中。

心脉搏堅而長，當病舌卷不能言。其軟而散者，當病消渴，而已。

心脉沉之小而緊，浮之不喘，苦心下聚氣而痛，食不下，喜咽唾，時手足熱，煩滿，時忘，不樂，喜太息，得之憂思。

赤脉之至也，喘而堅，診曰：有積氣在中，時害於食，名曰心痺，得之外疾，思慮而心虛，故邪從之。

心脉急，名曰心疝，少腹當有形，其以心爲牡藏，小腸爲之使，故少腹（當有形）。

邪哭使魂魄不安者，血氣少也。血氣少者，屬於心。心氣虛者，其人即畏（一作衰），合目欲眠，夢遠行而精神離散，魂魄妄行。陰氣衰者，即爲癲。陽氣衰者，即爲狂。五藏者，魂魄之宅舍，精神之所依託也。魂魄飛揚者，其五藏空虛也，即邪神居之，神靈所使，鬼而下之。脉短而微，其藏不足，則魂魄不安。魂屬於肝，魄屬於肺。肺主津液，即爲涕泣，肺氣衰者，即爲泣出。肝氣衰者，魂則不安。肝主善怒，其聲呼。

心中風者，翕翕（翕翕）發熱，不能起，心中飢而欲食，食則嘔。

心中寒者，其人病心如噉蒜狀，劇者，心痛徹背，背痛徹心，如蠱注。其脉浮者，自吐乃愈。

愁憂思慮則傷心，心傷則苦驚，喜忘，善怒。心傷者，其人勞倦即頭面赤而下重，心中痛徹背，自發煩熱，當臍挑（跳）手，其脉弦，此爲心藏傷所致也。

心脹者，煩心，短氣，卧不安。

心水者，其人身體重（一作腫）而少氣，不得卧，煩而躁，其陰大腫。

腎乘心，必癃。

眞心痛，手足清至節，心痛甚，旦發夕死，夕發旦死。

心腹痛，懊憹，發作腫聚，往來上下行，痛有休作，心腹中熱，苦渴，涎出者，是蚘咬也。以手聚而堅，持之毋令得移，以大針刺之，久持之，蟲不動，乃出針。腸中有蟲蚘咬，皆不可取以小針。

心之積，名曰伏梁，起於臍上，上至心，大如臂，久久不愈，病煩心，心痛，以秋庚辛日得之，何也？腎病傳心，心當傳肺，肺適以秋王，王者不受邪，心復欲還腎，腎不肯受，因留結爲積，故知伏梁以秋得之。

心病，其色赤，心痛氣短，手掌煩熱，或啼笑罵詈，悲思愁慮，面赤身熱，其脉實大而數，此爲可治。春當刺中衝，夏刺勞宫，季夏刺太陵，皆補之。秋刺間使，冬刺曲澤，皆瀉之（此是手厥陰心包絡經）。又當灸巨闕五十壯，背第五椎百壯。

心病者，胸内痛，脅支滿，兩脅下痛，膺背肩甲間痛，兩臂内痛。虚則胸腹大，脅下與腰背相引而痛，取其經，手少陰、太陽，舌下血者，其變病，刺郄中血者。

邪在心，則病心痛，善悲，時眩仆，視有餘不足而調之其輸。

黄帝曰：手少陰之脉獨無輸，何也？岐伯曰：少陰者，心脉也。心者，五藏六府之大主也。心爲帝王，精神之所舍，其藏堅固，邪不能客。客之則傷心，心傷則神去，神去則身死矣。故諸邪在於心者，皆在心之包絡，包絡者，心主之脉也，故少陰無輸焉。少陰無輸，心不病乎？

對曰：其外經肺病，藏不病，故獨取其經於掌后兊骨之端也。

手心主之脉，起於胸中，出屬心包，下膈，歷絡三焦。其支者，循胸，出脅，下腋三寸，上抵腋，下循臑内，行太陰少陰之間，入肘中，下臂，行兩筋之間，入掌中，循中指出其端。其支者，别掌中，循小指次指出其端。是動則病手心熱，肘臂攣急，腋腫，甚則胸脅支滿，心中澹澹大動，面赤目黄，善笑不休。是主脉所生病者，煩心，心痛，掌中熱。甚者，則寸口大一倍於人迎；虚者，則寸口反小於人迎也。

手心主之别，名曰内闗，去腕二寸，出於兩筋間，循經以上，繫於心包，絡心繫。氣實則心痛，虚則爲煩心，取之兩筋間。

心病，煩悶，少氣，大熱，熱上盪心，嘔吐，欬逆，狂語，汗出如珠，身体厥冷，其脉當浮，今反沉濡而滑，其色當赤，而反黑者，此是水之刻火，爲大逆，十死不治。

小腸手太陽經病證第四

小腸病者，少腹痛，腰脊控睾而痛，時窘之，復耳前熱，若寒甚，獨肩上熱，及手小指次指之間熱，若脉陷者，此其候也。

少腹控睾引腰脊，上衝心，邪在小腸者，連睾繫，屬於脊，貫肝肺，絡心繫。氣盛則厥逆，上衝腸胃，動肝肺，散於肓，結於厭（一作齊）。故取之肓原以散之，刺太陰以與之，取厥陰以下之，取巨虛下廉以去之，按其所過之經以調之。

小腸有寒，其人下重，便膿血，有熱，必痔。

小腸有宿食，常暮發熱，明日復止。

小腸脹者，少腹䐜脹，引腹而痛。

厥氣客於小腸，則夢聚邑街衢。

手太陽之脉，起之於小指之端，循手外側，上腕，出踝中，直上，循臂骨下廉，出肘内側兩骨之間，上循臑外後廉，出肩解，繞肩甲，交肩上，入缺盆，向腋，絡心，循咽下膈抵胃，屬小腸。其支者，從缺盆循頸上頰，至目兑眥，却入耳中。其支者，別頰，上䪼，抵鼻，至目内眥，斜絡於顴。是動則病嗌痛，頷腫，不可以顴，肩似拔，臑似折。是主液所生病者，耳聾，目黃，頰頷腫，頸、肩、臑、肘、臂外後廉痛。盛者，則人迎大再倍於寸口，虛者，則人迎反小於寸口也。

脾足太陰經病證第五

脾氣虛，則四肢不用，五藏不安；實，則腹脹，涇溲不利。

脾氣虛，則夢飲食不足，得其時，則夢築垣蓋屋。脾氣盛，則夢歌樂，體重，手足不舉。厥氣客於脾，則夢丘陵大澤，壞屋風雨。

病在脾，日昳慧，平旦甚，日中持，下晡静。

病先發於脾，閉塞不通，身痛體重。一日之胃，而腹脹。二日之腎，少腹腰脊痛，脛痠。三日之膀胱，背䏚筋痛，小便閉。十日不已，死，冬人定，夏晏食。

脾脉搏堅而長，其色黃，當病少氣。其軟而散，色不澤者，當病足骭腫，若水狀。

脾脉沉之而濡，浮之而虛，苦腹脹，煩滿，胃中有熱，不嗜食，食而不化，大便難，四肢苦痺，時不仁，得之房内，月使不來，來而頻并。

黃脉之至也，大而虛，有積氣在腹中，有厥氣，名曰厥疝，女子同法，得之疾使四肢汗出當風。

寸口脉弦而滑，弦則爲痛，滑則爲實，痛即爲急，實即爲踊，痛踊相搏，即胸脅搶急。

趺陽脉浮而澀，浮即胃氣微，澀即脾氣衰，微衰相搏，即呼吸不得，此爲脾家失度。

寸口脉雙緊，即爲入，其氣不出，無表有裏，心下痞堅。

趺陽脉微而澀，微即無胃氣，澀即傷脾。寒在於膈，而反下之，寒積不消，胃微脾傷，穀氣不行，食已自噫。寒在胸膈，上虚下實，穀氣不通，爲閉塞之病。

寸口脉緩而遲，緩則爲陽，其氣長；遲則爲陰，榮氣促。榮衛俱和，剛柔相得，三焦相承，其氣必强。

趺陽脉滑而緊，滑則胃氣實，緊則脾氣傷。得食而不消者，此脾不治也。能食而腹不滿，此爲胃氣有餘。腹滿而不能食，心下如飢，此爲胃氣不行，心氣虚也。得食而滿者，此爲脾家不治。

脾中風者，翕翕發熱，形如醉人，腹中煩重，皮肉瞤瞤而短氣也。

凡有所擊仆，若醉飽入房，汗出當風，則傷脾，脾傷則中氣陰陽離别，陽不從陰，故以三分候死生。

脾氣弱，病利，下白，腸垢，大便堅，不能更衣，汗出不止，名曰脾氣弱。或五液注下，青黄赤白黑，病人鼻下平者，胃病也；微赤者，病發癰；微黑者，有熱；青者，有寒；白者，不治；脣黑者，胃先病；微燥而渴者，可治；不渴者，不可治；臍反出者，此爲脾先落（一云：先終）。

脾脹者，善噦，四肢急，體重不能衣（一作枚）。

脾水者，其人腹大，四肢苦重，津液不生，但苦少氣，小便難。

趺陽脉浮而澀，浮則胃氣強，澀則小便數，浮澀相搏，大便則堅，其脾爲約。脾約者，其人大便堅，小便利而反不渴。

凡人病脉以鮮，而反暮微煩者，人見病者差安，而強與穀，脾胃氣尚弱，不能消穀，故令微煩，損穀則愈。

脾之積，名曰痞氣，在胃管，覆大如盤，久久不愈，病四肢不收，黃癉，食飲不爲肌膚，以冬壬癸日得之，何也？肝病傳脾，脾當傳腎，腎適以冬王，王者不受邪，脾復欲還肝，肝不肯受，因留結爲積，故知痞氣以冬得之。

脾病，其色黃，飲食不消，腹苦脹滿，體重節痛，大便不利，其脉微緩而長，此爲可治，宜服平胃圓、瀉脾圓、茱萸圓、附子湯。春當刺隱白，冬刺陰陵泉，皆瀉之。夏刺大都，季夏刺公孫，秋刺商丘，皆補之。又當灸章門五十壯，背第十一椎百壯。

脾病者，必身重，苦飢，足痿不收（《素問》作善飢，肉痿，足不收），行善瘈，脚下痛，虛則腹脹，腸鳴，溏泄，食不化，取其經，足太陰、陽明、少陰血者。

邪在脾胃，肌肉痛。陽氣有餘，陰氣不足，則熱中，善飢。陽氣不足，陰氣有餘，則寒中，腸鳴腹痛。陰陽俱有餘，若俱不足，則有寒有熱。皆調其三里。

足太陰之脉，起於大指之端，循指內側白肉際，過核骨後，上內踝前廉，上腨內，循胻骨後，交出厥陰之前，上循膝股內前廉，入腹，屬脾，絡胃，上膈，俠咽，連舌本，散舌下。其支者，復從胃別上膈，注心中。是動則病舌本強，食則嘔（一作吐），胃管痛，腹脹，善噫，得後與氣則快然而衰，身體皆重。是主脾所生病者，舌本痛，體不能動摇，食不下，煩心，心下急痛，寒瘧，溏，瘕，泄，水閉，黄疸，好卧，不能食肉，唇青，强立股膝内痛，厥，足大指不用。盛者，則寸口大三倍於人迎，虚者，則寸口反小於人迎。

足太陰之别，名曰公孫，去本節後一寸，别走陽明。其别者，入絡腸胃。厥氣上逆，則霍亂。實則腹中切痛，虚則鼓脹，取之所别。

脾病，其色黄，體青，失溲，直視，唇反張，爪甲青，飲食吐逆，體重節痛，四肢不舉，其脉當浮大而緩，今反弦急，其色當黄，今反青，此是木之剋土，爲大逆，十死不治。

胃足陽明經病證第六

胃病者，腹脹，胃管當心而痛，上支兩脅，膈咽不通，飲食不下，取三里。

飲食不下，隔塞不通，邪在胃管。在上管，則抑而刺之；在下管，則散而去之。

胃脉搏堅而長，其色赤，當病折髀。其軟而散者，當病食痺，髀痛。

胃中有癖，食冷物者，痛不能食，食熱即能。

胃脹者，腹滿，胃管痛，鼻聞焦臭，妨於食，大便難。

診得胃脉，病形何如？曰：胃實則脹，虚則泄。

病先發於胃，脹滿。五日之腎，少腹腰脊痛，脛痠。三日之膀胱，背膂筋痛，小便閉。五日上之脾，閉塞不通，身痛體重（《灵樞》云：上之心）。六日不已，死，冬夜半後，夏日昳（六日一作三日）。脉浮而芤，浮則爲陽，芤則爲陰，浮芤相搏，胃氣生熱，其陽則絶。

趺陽脉浮者，胃氣虚也。趺陽脉浮大者，此胃家微，虚煩，圊必日再行。芤而有胃氣者，脉浮之大而軟，微按之芤，故知芤而有胃氣也。

趺陽脉數者，胃中有熱，即消穀引食。趺陽脉濇者，胃中有寒，水穀不化。趺陽脉麄麄而浮者，其病難治。趺陽脉浮遲者，故久病。趺陽脉虚則遺溺，實則失氣。

動作頭痛重，熱氣朝者，屬胃。

厥氣客於胃，則夢飲食。

足陽明之脉，起於鼻，交頞中，旁約太陽之脉，下循鼻外，入上齒中，還出俠口環唇，下交承漿，却循頤後下廉，出大迎，循頰車，上耳前，過客主人，循髮際，至額顱。其支者，從大迎前下人迎，循喉嚨，入缺盆，下膈，屬胃，絡脾。其直者，從缺盆下乳内廉，下俠臍，入氣街中。其支者，起胃下口，循腹裏，下至氣街中而合，以下髀關，抵伏菟，下入膝臏中，下循胻外廉，下足跗，入中指内間。其支者，下膝三寸而别，以下入中指外間。其支者，别跗上，入大指間，出其端是動則病悽悽然振寒，善伸，數欠，顔黑，病至誣人與火，聞木音則惕然而驚，心動，欲獨閉戶牖而處，甚則欲上高而歌，棄衣而走，賁響腹脹，是爲骭厥。是主血（血，一作胃）所生病者，狂瘧（一作瘈），温淫汗出，鼽衄，口喎，脣緊，頸腫，喉痹，大腹水腫，膝臏痛，循膺、乳、街、股、伏菟、骭外廉、足跗上皆痛，中指不用。氣盛則身以前皆熱，其有餘於胃，則消穀善飢，溺色黃。氣不足則身以前皆寒慄，胃中寒則脹滿。盛者則人迎大三倍於寸口，虚者則人迎反小於寸口也。

肺手太陰經病證第七

肺氣虚則鼻息利，少氣；實則喘喝，胸憑仰息。肺氣虚則夢見白物，見人斬血藉藉，得其時則夢見兵戰；肺氣盛則夢恐懼，哭泣。厥氣客於肺，則夢飛揚，見金鐵之器奇物。

病在肺下晡慧，日中甚，夜半静。

病先發於肺，喘欬。三日之肝，脅痛支滿。一日之脾，閉塞不通，身痛體重。五日之胃，腹脹。十日不已，死，冬日入，夏日出。

肺脉搏堅而長，當病唾血，其濡而散者，當病漏汗（漏，一作灌），至今不復散發。

肺脉沉之而數，浮之而喘，苦洗洗寒熱，腹滿，腸中熱，小便赤，肩背痛，從腰已上汗出，得之房内，汗出當風。

白脉之至也，喘而浮大，上虚下實，驚，有積氣在胸中，喘而虚，名曰肺痹，寒熱得之，因醉而使内也。

肺中風者，口燥而喘，身運而重，冒而腫脹。

肺中寒者其人吐濁涕。

形寒、寒飲則傷肺，以其兩寒相感，中外皆傷，故氣逆而上行。肺傷者，其人勞倦則欬唾血，其脉細緊浮數，皆吐血，此爲躁擾嗔怒得之，肺傷氣擁所致。

肺脹者，虚而滿，喘，欬逆倚息，目如脱狀，其脉浮。

肺水者，其人身體重而小便難，時時大便鴨溏。肝乘肺，必作虚。

脉軟而弱，弱反在關，軟反在顛。浮反在上，弱反在下。浮則爲陽，弱則血不足。必弱爲虚，浮弱自別。浮則自出，弱則爲入。浮則爲出不入，此爲有表無裏。弱則爲入不出，此爲無表有裏。陽出極汗，齊腰而還，此爲無表有裏，故名曰厥陽，在當汗出不汗出。

趺陽脉浮緩，少陽微緊，微爲血虚，緊爲微寒，此爲鼠乳，其病屬肺。

肺之積，名曰息賁，在右脅下，覆大如杯，久久不愈，病洒洒寒熱，氣逆喘欬，發肺癰，以春甲乙日得之，何也？心病傳肺，肺當傳肝，肝適以春王，王者不受邪，肺復欲還心，心不肯受，因留結爲積，故知息賁以春得之。

肺病，其色白，身體俱寒無熱，時時欬，其脉微遲，爲可治，宜服五味子大補肺湯、瀉肺散。春當刺少商，夏刺魚際，皆瀉之。季夏刺太淵，秋刺經渠，冬刺尺澤，皆補之。又當灸膻中百壯，背第三椎二十五壯。

肺病者，必喘欬，逆氣，肩息，背痛，汗出，尻、陰、股、膝攣，髀、腨、胻足皆痛。虚則少氣，不能報息，耳聾，嗌乾，取其經手太陰，足太陽之外，厥陰内少陰血者。

邪在肺則皮膚痛，發寒熱，上氣，氣喘，汗出，欬動肩背，取之膺中外輸，背第三椎之傍，以手痛按之快然，乃刺之，取之缺盆中以越之。

手太陰之脉，起於中焦，下絡大腸，還循胃口，上膈，屬肺，從肺繫横出腋下，下循臑内，行少陰心主之前，下肘中，後循臂内上骨下廉，入寸口，上循魚際，出大指之端。其支者，從腕後直（出）次指内廉，出其端。是動則病肺脹滿，膨膨而喘欬，缺盆中痛，甚則交兩手而瞀，是爲臂厥。是主肺所生病者，欬，上氣，喘喝，煩心，胸滿，臑臂内前廉痛，掌中熱。氣盛有餘，則肩背痛，風，汗出，小便數而欠。氣虚，則肩背痛，寒，少氣不足以息，溺色變，卒遺失無度。盛者則寸口大三倍於人迎，虚者則寸口反小於人迎也。

手太陰之别，名曰列缺，起於腋下（一云：腕上）分間，别走陽明。其别者，并太陰之經，直入掌中，散入於魚際。其實則手兑掌起，虚則欠欬，小便遺數，取之去腕一寸半。肺病，身當有熱，欬嗽，短氣，唾出膿血，其脉當短濇，今反浮大，其色當白，而反赤者，此是火之刻金，爲大逆，十死不治。

大腸手陽明經病證第八

大腸病者，腸中切痛而鳴濯濯，冬日重感於寒則泄，當臍而痛，不能久立，與胃同候，取巨虚上廉。腸中雷鳴，氣上衝胸，喘，不能久立，邪在大腸，刺肓之原、巨虛上廉、三里。

大腸有寒鶩溏，有熱便腸垢。

大腸有宿食，寒慄發熱，有時如瘧狀。

大腸脹者，腸鳴而痛，寒則泄，食不化。

厥氣客於大腸，則夢田野。

手陽明之脉，起於大指次指之端外側，循指上廉，出合谷兩骨之間，上入兩筋之中，循臂上廉，上入肘後廉，循臑外前廉，上肩，出髃骨之前廉，上出柱骨之會上，下入缺盆，絡肺，下膈，屬大腸。其支者，從缺盆直入，上頸，貫頰，入下齒縫中，還出俠口，交人中，左之右，右之左，上俠鼻孔。是動則病齒痛，䪼腫。是主津所生病者，目黄，口乾，鼽衄，喉痺，肩前臑痛，大指次指痛不用。氣盛有餘，則當脉所過者熱腫；虚，則寒慄不復。盛者則人迎大三倍於寸口，虚者則人迎反小於寸口也。

腎足少陰經病證第九

腎氣虚則厥逆，實則脹滿，四肢正黑。腎氣虚則夢見舟船溺人，得其夢伏水中，若有畏怖，腎氣盛則夢腰脊兩觧不相屬。厥氣客於腎則夢臨淵，没居水中。

病在腎，夜半慧，日乘四季甚，下晡静。

病先發於腎，少腹腰脊痛，脛痠。三日之膀胱，背胎筋痛，小便閉。二日上之心，心痛。三日之小腸，脹。四日不已，死。冬大食，夏晏晡。

腎脉搏堅而長，其色黄而赤，當病折腰，其軟而散者，當病少血。

腎脉沉之大而堅，浮之大而緊，若手足骨腫厥而陰不臾，腰脊痛，少腹腫，心下有水氣，時脹閉，時泄，得之浴水中，身未乾而合房内，及勞倦發之。

黑脉之至也，上堅而大，有積氣在少腹與陰，名曰腎痺，得之沐浴清水而卧。

凡有所用力舉重，若入房過度，汗出如浴水，則傷腎。

腎脹者，腹滿引背央央然，腰髀痛。

腎水者，其人腹大臍腫，腰重痛，不得溺，陰下濕如牛鼻頭汗，其足逆寒，大便反堅。

腎著之爲病，從腰以下冷，腰重如帶五千錢。

腎著之病，其人身體重，腰中冷如氷狀（一作如水洗狀，一作如坐水中，形如水狀），反不渴，小便自利，食飲如故，是其證也。病屬下焦。從身勞汗出，衣裏冷濕故，久久得之。

腎之積，名曰奔豚，發於少腹，上至心下，如豚奔走之狀，上下無時，久久不愈，病喘逆，骨痿，少氣，以夏丙丁日得之，何也？脾病傳腎，腎當傳心，心適以夏王，王者不受邪，腎復欲還脾，脾不肯受，因留結爲積，故知奔豚，以夏得之。水流夜疾，何以故？師曰：土休，故流疾而有聲，人亦應之，人夜卧則脾不動摇，脉爲之數疾也。

腎病，其色黑，其氣虚弱，吸吸少氣，兩耳若聾，腰痛，時時失精，飲食减少，膝以下清，其脉沉滑而遲，此爲可治，宜服内補散、建中湯、腎氣圓、地黄煎。春當刺涌泉，秋刺伏留，冬刺陰谷，皆補之。夏補之夏刺然谷，季夏刺大谿，皆瀉之。又當灸京門五十壯，背第十四椎百壯。

腎病者，必腹大，脛腫痛，喘欬，身重，寢汗出，憎風，虚即胸中痛，大腹、小腹痛，清，厥，意不樂，取其經，足少陰、太陽血者。

邪在腎，則骨痛陰痹。陰痹者，按之而不得，腹脹，腰痛，大便難，肩背、頸項强痛，時眩，取之涌泉、崑崙，視有血者，盡取之。

足少陰之脉，起於小指之下，斜趣足心，出然骨之下，循内踝之後，别入跟中，以上腨内，出膕中内廉，上股内後廉，貫脊，屬腎，絡膀胱。其直者，從腎上貫肝膈，入肺中，循喉嚨，俠舌本。其支者，從肺出絡心，注胸中。是動則病飢而不欲食，面黑如炭色（一作地色），欬唾則有血，喉鳴而喘，坐而欲起，目𥉂𥉂無所見，心懸若飢狀，氣不足則善恐，心惕惕若人將捕之，是爲骨厥（一作痿）。是主腎所生病者，口熱，舌乾，咽腫，上氣，嗌乾及痛，煩心，心痛，黄疸，腸澼，脊、股内後廉痛，痿厥，嗜卧，足下熱而痛。灸則强食而生害（一作肉），緩帶被髮，大杖重履而步。盛者則寸口大再倍於人迎，虚者則寸口反小於人迎也。

足少陰之别，名曰大鍾，當踝後繞跟，别走太陽。其别者，并經上走於心包，下貫腰脊。其病，氣逆則煩悶，實則閉癃，虚則腰痛，取之所别。腎病，手足逆冷，面赤目黄，小便不禁，骨節煩疼，少腹結痛，氣衝於心，其脉當沉細而滑，今反浮大，其色當黑而反黄，此是土之刻水，爲大逆，十死不治。

膀胱足太陽經病證第十

膀胱病者，少腹偏腫而痛，以手按之，則欲小便而不得，肩上熱。若脉陷，足小指外側反脛踝後皆熱。若脉陷者，取委中。

膀胱脹者，少腹滿而氣癃。

病先發於膀胱者，背胎筋痛，小便閉。五日之腎，少腹、腰脊痛，脛痠。一日之小腸，脹。一日之脾，閉塞不通，身痛體重。二日不已，死，冬雞鳴，夏下晡（一云：日夕）。

厥氣客於膀胱，則夢遊行。

足太陽之脉，起於目内眥，上額，交巔上。其支者，從巔至耳上角。其直者，從巔入絡腦，還出别下項，循肩膊内，俠脊，抵腰中，入循膂，絡腎，屬膀胱。其支者，從腰中下會於後陰，下貫臀，入膕中。其支者，從膊内左右，别下貫髖（一作胂），過髀樞，循髀外後廉，過（一本下合）膕中，以下貫腨内，出外踝之後，循京骨，至小指外側。是動則病衝頭痛，目似脱，項似拔，脊痛，腰似折，髀不可以曲，膕如結，腨如列，是爲踝厥。是主筋所生病者，痔，瘧，狂，顛疾，頭腦頂痛，目黄，淚出，鼽衄，項、背、腰、尻、膕、腨、脚皆痛，小指不用。盛者則人迎大再倍於寸口，虚者則人迎反小於寸口也。

三焦手少陽經病證第十一

三焦病者，腹脹氣滿，小腹尤堅，不得小便，窘急，溢則爲水，留則爲脹，候在足太陽之外大絡，在太陽、少陽之間，赤見於脉，取委陽。

少腹病腫，不得小便，邪在三焦，約取太陽太絡，視其結脉與厥陰小絡結而血者，腫上及胃管，取三里。

三焦脹者，氣滿於皮膚，殼殼然而堅，不疼。熱在上焦，因欬爲肺痿。熱在中焦，因堅。熱在下焦，因溺血。

手少陽之脉，起於小指次指之端，上出兩指之間，循手表腕，出臂外兩骨之間，上貫肘，循臑外，上肩，而交出足少陽之後，入缺盆，交膻中，散絡心包，下膈，徧屬三焦。其支者，從膻中上出缺盆，上項，俠耳後，直上出耳上角，以屈下額，至䪼。其支者，從耳後，入耳中，出走耳前，過客主人前，交頰，至目兑眥。是動則病耳聾，煇煇焞焞，嗌腫，喉痺。是主氣所生病者，汗出，目兑眥痛，頰腫，耳後、肩、臑、肘、臂外皆痛，小指次指不用。盛者則人迎大一倍於寸口，虚者則人迎反小於寸口也。

新刊王氏脉經卷第七

朝散大夫守光禄卿直秘閣判登聞檢院上護軍臣林億　等類次

病不可發汗證第一

少陰病，脉細沉數，病爲在裏，不可發其汗。

脉浮而緊，法當身體疼痛，當以汗解。假令尺中脉遲者，不可發其汗。何以知然？此爲榮氣不足，血微少故也。

少陰病，脉微（一作濡而微弱），不可發其汗，無陽故也。

脉濡而弱，弱反在關，濡反在巔，微反在上，澀反在下，微則陽氣不足，澀則無血，陽氣反微，中風汗出而反躁煩，澀則無血，厥而且寒，陽微發汗，躁不得眠。

動氣在右，不可發汗，發汗則衄而渴，心苦煩，飲即吐水。

動氣在左，不可發汗，發汗則頭眩，汗不止，筋惕肉瞤。

動氣在上，不可發汗，發汗則氣上衝，正在心端。

動氣在下，不可發汗，發汗則無汗，心中大煩，骨節苦疼，目運惡寒，食即反吐，穀不得前（一云：穀不消化）。

咽中閉塞，不可發汗，發汗則吐血，氣微絶，手足逆冷，欲得踡卧，不能自温。

諸脉數、動、微、弱，并不可發汗。發汗則大便難，腹中乾（一云：小便難，胞中乾）。胃燥而煩，其形相象，根本異源。

脉濡而弱，弱反在關，濡反在顛，弦反在上，微反在下，弦爲陽運，微爲陰寒，上實下虚，意欲得温，微弦爲虚，不可發汗。發汗則寒慄，不能自還，欬者則劇，數吐涎沫，咽中必乾，小便不利，心中飢煩，晬時而發，其形似瘧，有寒無熱，虚而寒慄，欬而發汗，踡而苦滿（滿，一作心痛），腹中復堅。

厥，不可發汗。發汗則聲亂，咽嘶，舌萎，穀不得前。

諸逆發汗，微者難愈，劇者言亂，睛眩者死，命將難全。

太陽病得之八九日，如瘧狀，發熱而惡寒，熱多寒少，其人不嘔，清便續自可，一日再三發，其脉微而惡寒，此爲陰陽俱虚，不可復發汗也。

太陽病，發熱惡寒，熱多寒少，脉微弱，則無陽也，不可復發其汗。咽乾燥者，不可發汗。

亡血家，不可攻其表，汗出則寒慄而振。

衄家，不可攻其表，汗出必額陷脉上促急而緊，直視而不能眴，不得眠。

汗家，重發其汗，必恍惚心亂，小便已陰疼，可與禹餘粮圓。

淋家，不可發汗。發其汗，必便血。

瘡家，雖身疼痛，不可攻其表，汗出則痓（一作痙，下同）。

冬時發其汗，必吐利，口中爛，生瘡。

下利清穀，不可攻其表，汗出必脹滿。

欬而小便利，若失小便，不可攻其表，汗出則厥逆冷。汗出多，極發其汗，亦堅。

傷寒一二日至四五日，厥者必發熱，前厥者後必熱，厥深者熱亦深，厥微者熱亦微。厥應下之，而反發其汗，必口傷爛赤。病人脉數，數爲有熱，當消穀引食，反吐者，醫發其汗，陽微，膈氣虚，脉則爲數，數爲客陽，不能消穀，胃中虚冷，故令吐也。

傷寒四五日，其脉沉，煩而喘滿，脉沉者，病爲在裏，反發其汗，津液越出，大便爲難，表虚裏實，久則譫語。

傷寒頭痛，翕翕發熱，形象中風，常微汗出，又自嘔者，下之益煩，心懊憹如飢，發汗則致痓，身强難以屈伸，熏之則發黄，不得小便，久則發欬唾。

太陽病，發其汗，因致痓。

傷寒脉弦細，頭痛而反發熱，此屬少陽，少陽不可發其汗。

太陽與少陽并病，頭項强痛，或眩冒，時如結胸，心下痞堅者，不可發其汗。

少陰病，欬而下利，譫語者，此被火氣刧故也，小便必難，以强責少陰汗也。

少陰病但厥無汗而强發之，必動其血，未知從何道出，或從口鼻，或從目出（一作耳目）者，是爲下厥上竭，爲難治。

傷寒有五，皆熱病之類也。同病異名，同脉異經。病雖俱傷於風，其人自有痼疾，則不得同法。其人素傷於風，因復傷於熱，風熱相薄，則發風温，四肢不收，頭痛身熱，常汗出不鮮，治在少陰、厥陰，不可發汗。汗出譫言獨語，内煩躁擾不得卧，善驚，目亂無精，治之復發其汗，如此者，醫殺之也。

傷寒濕温，其人常傷於濕，因而中暍，濕熱相薄，則發濕温。病苦兩脛逆冷，腹滿叉胸，頭目痛，苦妄言，治在足太陰，不可發汗。汗出必不能言，耳聾，不知痛所在，身青，面色變，名曰重暍，如此者死，醫殺之也（右二首出《醫律》）。

病可發汗證第二

大法，春夏宜發汗。

凡發汗，欲令手足皆周至漐漐，一時間益佳，但不欲如水流離。若病不解，當重發汗。汗多則亡陽，陽虚不得重發汗也。

凡服湯藥發汗，中病便止，不必盡劑也。

凡云可發汗而無湯者，圓散亦可用，要以汗出爲解，然不如湯隨證良。

太陽病，外證未解，其脉浮弱，當以汗解，宜桂枝湯。

太陽病，脉浮而數者，可發其汗，屬桂枝湯證。

陽明病，脉遲，汗出多，微惡寒，表爲未解，可發其汗，屬桂枝湯。

夫病脉浮大，問病者，言但堅耳。設利者爲虚，大逆，堅爲實，汗出而解，何以故？脉浮，當以汗解。

傷寒，其脉不弦緊而弱，弱者必渴，被火必譫語。弱者，發熱脉浮，解之，當汗出愈。

病者煩熱，汗出即解。復如瘧狀，日晡所發熱，此屬陽明。脉浮虚者，當發其汗，屬桂枝湯證。

病常自汗出，此爲榮氣和，榮氣和而外不解，此衛不和也。榮行脉中爲陰，主内；衛行脉外爲陽，主外。復發其汗，衛和則愈，屬桂枝湯證。

病人藏無他病，時發熱自汗出而不愈，此衛氣不和也。先其時發汗即愈，屬桂枝湯證。

脉浮而緊，浮則爲風，緊則爲寒，風則傷衛，寒則傷榮，榮衛俱病，骨節煩疼，可發其汗，宜麻黄湯。

太陽病不解，熱結膀胱，其人如強，血必自下，下者即愈。其外未解者，尚未可攻，當先解其外，屬桂枝湯證。

太陽病，下之微喘者，表未解故也，屬桂枝加厚朴杏子湯證。

傷寒，脉浮緊，不發其汗因衄，屬麻黄湯證。

陽明病，脉浮，無汗，其人必喘，發其汗則愈，屬麻黄湯證。

太陰病，脉浮者，可發其汗，屬桂枝湯證。

太陽病，脉浮緊，無汗而發熱，其身疼痛，八九日不解，表候續在，此當發其汗。服湯微除，發煩目瞑。劇者必衄，衄乃解。所以然者，陽氣重故也，屬麻黄湯證。

脉浮者，病在表，可發其汗，屬桂枝湯證（一云：麻黄汤）。

傷寒不大便六七日，頭痛有熱，與承氣湯，其大便反青（一作小便清者），此爲不在裏，故在表也，當發其汗，頭痛者，必衄，屬桂枝湯證。

下利後，身體疼痛，清便自調，急當救表，宜桂枝湯。

太陽病，頭痛發熱，汗出惡風，若惡寒，屬桂枝湯證。

太陽中風，陽浮而陰濡弱，浮者熱自發，濡弱者汗自出，嗇嗇惡寒，淅淅惡風，翕翕發熱，鼻鳴乾嘔，屬桂枝湯證。

太陽病，發熱汗出，此爲榮弱衛強，故使汗出，欲救邪風，屬桂枝湯證。

太陽病，下之，氣上衝，可與桂枝湯；不衝，不可與之。

太陽病，初服桂枝湯，而反煩不解者，法當先刺風池、風府，卻與桂枝湯則愈。

燒針令其汗，針處被寒，核起而赤者，必發賁豚，氣從少腹上衝心者，灸其核上一壯，與桂枝加桂湯。

太陽病，項背強几几，反汗出惡風，屬桂枝加葛根湯。

太陽病，項背強几几，無汗惡風，屬葛根湯。

太陽與陽明合病，而自利不嘔者，屬葛根湯證。

太陽與陽明合病，不下利，但嘔，屬葛根加半夏湯。

太陽病，桂枝證，醫反下之，遂利不止，其脉促者，表未解，喘而汗出，屬葛根黄芩黄連湯。

太陽病，頭痛發熱，身體疼，腰痛，骨節疼痛，惡風，無汗而喘，屬麻黄湯證。

太陽與陽明合病，喘而胸滿，不可下也，屬麻黄湯證。

太陽中風，脉浮緊，發熱惡寒，身體疼痛，不汗出而煩躁，頭痛，屬大青龍湯。脉微弱，汗出惡風，不可服之。服之則厥，筋惕肉瞤，此爲逆也。

傷寒脉浮緩，其身不疼但重，乍有輕時，無少陰證者，大青龍湯發之。

傷寒表不觧，心下有水氣，乾嘔，發熱而欬，或渴，或利，或噎，或小便不利，小腹滿，或微喘，屬小青龍湯。

傷寒，心下有水氣，欬而微喘，發熱不渴，服湯已而渴者，此寒去，欲爲觧，屬小青龍湯證。

陽明中風，脉弦浮大而短氣，腹都滿，脅下及心痛，久按之，氣不通（一作按之不痛）。鼻乾，不得汗，嗜卧，一身及目悉黄，小便難，有潮熱，時時噦，耳前後腫，刺之小差，外不觧，病過十日，脉續浮，與小柴胡湯。但浮，無餘證，與麻黄湯。不溺，腹滿加噦，不治。

太陽病，十日以去，脉浮細，嗜卧，此爲外觧。設胸滿脅痛，與小柴胡湯。脉浮者，屬麻黄湯證。

中風，往來寒熱，傷寒五六日以後，胸脅苦滿，嘿嘿不欲飲食，煩心喜嘔，或胸中煩而不嘔，或渴，或腹中痛，或脅下痞堅，或心中悸，小便不利，或不渴，外有微熱，或欬者，屬小柴胡湯。

傷寒四五日，身體熱，惡風，頸項強，脅下滿，手足温而渴，屬小柴胡湯證。

傷寒六七日，發熱，微惡寒，支節煩疼，微嘔，心下支結，外證未去者，屬柴胡桂枝湯。

少陰病，得之二三日，麻黄附子甘草湯微發汗，以二三日無證，故微發汗也。

脉浮，小便不利，微熱，消渴，與五苓散，利小便發汗。

病發汗以後證第三

二陽并病，太陽初得病時，發其汗，汗先出，復不徹，因轉屬陽明，續自微汗出，不惡寒，若太陽證不罷，不可下，下之爲逆，如此者，可小發其汗。設面色緣緣正赤者，陽氣怫鬱在表，當解之，熏之。若發汗不大徹不足言，陽氣怫鬱不得越，當汗而不汗，其人躁煩，不知痛處，乍在腹中，乍在四肢，按之不可得，其人短氣但坐，汗出而不徹故也。更發其汗即愈。何以知其汗不徹？脉濇故以知之。

未持脉時，病人叉手自冒之（心）。師因教試令欬而不即欬者，此必兩耳無所聞也。所以然者，重發其汗，虛故也。

發汗後，飲水多者必喘，以水灌之亦喘。

發汗後，水藥不得入口爲逆。若更發其汗，必吐下不止。

陽明病，本自汗出，醫復重發其汗，病已差，其人微煩不了了，此大便堅也，以亡津液，胃中乾燥，故令其堅。當問小便日幾行，若本日三四行，今日再行者，必知大便不久出，今爲小便數少，津液當還入胃中，故知必當大便也。

發汗多，又復發其汗，此爲亡陽，若譫語，脉短者，死；脉自和者，不死。

傷寒，發其汗，身目爲黄，所以然者，寒濕相搏，在裏不解故也。

病人有寒，復發其汗，胃中冷，必吐蚘。

太陽病，發其汗，遂漏而不止，其人惡風，小便難，四肢微急，難以屈伸，屬桂枝加附子湯。

服桂枝湯，大汗出，若脉但洪大，與桂枝湯。若其形如瘧，一日再三發，汗出便解，屬桂枝二麻黄一湯。

服桂枝湯，大汗出，大煩渴不解，若脉洪大，屬白虎湯。

傷寒，脉浮，自汗出，小便數，頗復（仲景頗復字作心煩），微惡寒而脚攣急，反與桂枝欲攻其表，得之便厥，咽乾，煩躁，吐逆，當作甘草乾薑湯，以復其陽。厥愈足温，更作芍藥甘草湯與之，其脚即伸。而胃氣不和，譫語，可與承氣湯。重發其汗，復加燒針者，屬四逆湯。

傷寒，發汗已解，半日許復煩，其脉浮數，可復發其汗，屬桂枝湯證。

發汗後，身體疼痛，其脉沉遲，屬桂枝加芍藥生姜人參湯。

發汗後，不可更行桂枝湯，汗出而喘，無大熱，可以麻黄杏子甘草石膏湯。

發汗過多已後，其人叉手自冒心，心下悸，而欲得按之，屬桂枝甘草湯。

發汗後，其人臍下悸，欲作賁豚，屬茯苓桂枝甘草大棗湯。

發汗後，腹脹滿，屬厚朴生姜半夏甘草人參湯。

發其汗不解，而反惡寒者，虛故也，屬芍藥甘草附子湯。不惡寒但熱者，實也，當和其胃氣，宜小承氣湯。

太陽病，發汗，若大汗出，胃中燥煩不得眠，其人欲飲水，當稍飲之，令胃中和則愈。

發汗已，脉浮而數，復煩渴者，屬五苓散。

傷寒，汗出而渴，屬五苓散證；不渴，屬茯苓甘草湯。

太陽病，發其汗，汗出不解，其人發熱，心下悸，頭眩，身瞤而動，振振欲擗地，屬眞武湯。

傷寒，汗出解之後，胃中不和，心下痞堅，乾噫食臭，脅下有水氣，腹中雷鳴而利，屬生姜瀉心湯。

傷寒發熱，汗出不解後，心中痞堅，嘔而下利，屬大柴胡湯。

太陽病三日，發其汗不解，蒸蒸發熱者，屬於胃也，屬承氣湯。

大汗出，熱不去，内拘急，四肢疼，下利，厥逆而惡寒，屬四逆湯。

發汗多，亡陽，譫語者，不可下，與柴胡桂枝湯，和其榮衛，以通津液後自愈。

病不可吐證第四

太陽病，當惡寒而發熱，今自汗出，反不惡寒發熱，關上脉細而數，此醫吐之過也。若得病一日二日吐之，腹中飢，口不能食，三日四日吐之，不喜糜粥，欲食冷食，朝食暮吐，此醫吐之所致也，此爲小逆。

太陽病，吐之者，但太陽病當惡寒，今反不惡寒，不欲近衣，此爲吐之内煩也。

少陰病，飲食入則吐，心中温温欲吐，復不能吐，始得之，手足寒，脉弦遲，此胸中實，不可下。若膈上有寒飲，乾嘔者，不可吐，當温之。

諸四逆厥者，不可吐之，虚家亦然。

病可吐證第五

大法：春宜吐。

凡服湯吐，中病便止，不必盡劑也。

病如桂枝證，其頭不痛，項不強，寸口脉微細，胸中痞堅，氣上撞咽喉不得息，此爲胸有寒，當吐之。

病胸上諸實，胸中鬱鬱而痛，不能食，欲使人按之，而反有濁唾，下利日十餘行，其脉反遲，寸口微滑，此可吐之，吐之利即止。

少陰病，飲食入則吐，心中温温欲吐，復不能吐，當遂吐之。宿食在上管，當吐之。

病者手足厥冷，脉乍緊，邪結在胸中，心下滿而煩，飢不能食，病在胸中，當吐之。

病不可下證第六

脉濡而弱，弱反在關，濡反在顛，微反在上，濇反在下，微則陽氣不足，濇則無血，陽氣反微，中風汗出，而反躁煩，濇則無血，厥而且寒，陽微不可下，下之則心下痞堅。

動氣在右，不可下，下之則津液内竭，咽燥鼻乾，頭眩心悸。

動氣在左，不可下，下之則腹裏拘急，食不下，動氣反劇，身雖有熱，卧反欲踡。

動氣在上，不可下，下之則掌握熱煩，身浮冷熱，汗自泄，欲水自灌。

動氣在下，不可下，下之則腹滿，卒起頭眩，食則下清穀，心下痞堅。

咽中閉塞，不可下，下之則上輕下重，水漿不下，卧則欲踡，身體急痛，復下利日十數行。

諸外實，不可下，下之則發微熱，亡脉則厥，當臍握熱。

諸虛，不可下，下之則渴，引水者易愈，惡水者劇。

脉濡而弱，弱反在關，濡反在顛，弦反在上，微反在下，弦爲陽運，微爲陰寒，上實下虛，意欲得温，微弦爲虛，虛者不可下。微則爲欬，欬則吐涎沫。下之欬則止，而利不休，胸中如蟲齧，粥入則出，小便不利，兩脅拘急，喘息爲難，頸背相牽，臂則不仁，極寒反汗出，軀冷若氷，眼睛不慧，語言不休，穀氣多入，則爲除中，口雖欲言，舌不得前。

脉濡而弱，弱反在關，濡反在巔，浮反在上，數反在下，浮則爲陽虚，數則爲無血，浮則爲虚，數則生熱。浮則爲虚，自汗而惡寒。數則爲痛，振而寒慄。微弱在關，胸下爲急，喘汗，不得呼吸，呼吸之中，痛在於脅，振寒相搏，其形如瘧。醫反下之，令脉急數，發熱，狂走見鬼，心下爲痞，小便淋瀝，少腹甚堅，小便血也。

脉濡而緊，濡則陽氣微，緊則榮中寒。陽微，衛中風，發熱而惡寒。榮緊，胃氣冷，微嘔，心内煩。醫以爲大熱，鮮肌而發汗，亡陽虚煩躁，心下苦痞堅，表裏俱虚竭，卒起而頭眩，客熱在皮膚，悵快不得眠，不知胃氣冷，緊寒在關元，技巧無所施，汲水灌其身，客熱應時罷，慄慄而振寒，重被而覆之，汗出而冒巔，體惕而又振，小便爲微難，寒氣因水發，清穀不容間，嘔變反腸出，顛倒不得安，手足爲微逆，身冷而内煩，遲欲從後救，安可復追還。

脉浮而大，浮爲氣實，大爲血虚，血虚爲無陰，孤陽獨下陰部，小便難，胞中虚。今反小便利而大汗出，法衛家當微，今反更實，津液四射，榮竭血盡，虚煩不眠，血薄肉消，而成暴液。醫復以毒藥攻其胃，此爲重虚，客陽去有期，必下如汚泥而死。

趺陽脉遲而緩，胃氣如經。趺陽脉浮而數，浮則傷胃，數則動脾，此非本病，醫特下之所爲也。榮衛内陷，其數先微，脉反但浮，其人必堅，氣噫而除。何以言之？脾脉本緩，今數脉動脾，其數先微，故知脾氣不治。大便堅，氣噫而除，今脉反浮，其數改微，邪氣獨留，心中則飢，邪熱不殺穀，潮熱發渴，數脉當遲緩，脉因前後度數如前（仲景：前字作法），病者則飢。數脉不時，則生惡瘡。

脉數者，久數不止，止則邪結，正氣不能復，正氣却結於藏，故邪氣浮之，與皮毛相得。脉數者，不可下，下之必煩，利不止。

少陰病，脉微，不可發其汗，無陽故也。陽已虚，尺中弱澀者，復不可下之。

脉浮大，應發其汗，醫反下之，此爲大逆。

脉浮而大，心下反堅，有熱，屬藏，攻之，不全（令）微汗；屬府，溲數則堅。汗多即愈，汗少便難。脉遲，尚未可攻。

二陽并病，太陽初得病時，發其汗，汗先出，復不徹，因轉屬陽明，欲自汗出，不惡寒，若太陽證不罷，不可下，下之爲逆。

結胸證，其脉浮大，不可下，下之即死。

太陽與陽明合病，喘而胸滿，不可下之。

太陽與少陽并病，心下痞堅，頸項強而眩，勿下之。

諸四逆厥者，不可下之，虚家亦然。

病欲吐者，不可下之。

太陽病，有外證未鮮，不可下，下之爲逆。

病發於陽，而反下之，熱入，因作結胸；發於陰，而反下之，因作痞。痞脉浮堅而下之，緊反入裏，因作痞。

夫病陽多者熱，下之則堅。

本虛，攻其熱必噦。

無陽陰強而堅，下之，必清穀而腹滿。

太陰之爲病，腹滿而吐，食不下，下之益甚，腹時自痛，胸下結堅。

厥陰之爲病，消渴，氣上撞，心中疼熱，飢而不欲食，甚者則欲吐，下之不肯止。

少陰病，其人飲食入則吐，心中温温欲吐，復不能吐。始得之，手足寒，脉弦遲，此胸中實，不可下也。

傷寒五六日，不結胸，腹濡，脉虛，復厥者，不可下，下之，亡血死。

傷寒，發熱，但頭痛，微汗出。發其汗則不識人。熏之則喘，不得小便，心腹滿。下之則短氣而腹滿，小便難，頭痛背強。加温針則必衄。

傷寒，其脉陰陽俱緊，惡寒發熱，則脉欲厥。厥者，脉初來大，漸漸小，更來漸大，是其候也。惡寒甚者，翕翕汗出，喉中痛。熱多者，目赤，睛不慧。醫復發之，咽中則傷。若復下之，則兩目閉，寒多清穀，熱多便膿血。熏之則發黄。熨之則咽燥。小便利者可救；難者必危殆。

傷寒發熱，口中勃勃氣出，頭痛目黄，鼻衄不可制，貪水者必嘔，惡水者厥，下之，咽中生瘡。假令手足温者，下重便膿血。頭痛目黄者，下之，目閉。貪水者，下之，其脉必厥，其聲嚶，咽喉塞，發其汗則戰慄，陰陽俱虚。惡水者，下之，裏冷，不嗜食，大便完穀出，發其汗，口中傷，舌上胎滑，煩躁，脉數實，不大便六七日，後必便血，復發其汗，小便即自利。

得病二三者，脉弱，無太陽柴胡證，而煩躁，心下堅。至四日，雖能食，以承氣湯少與微和之，令小安。至六日，與承氣湯一升。不大便六七日，小便少者，雖不大便，但頭堅後溏，未定成其堅，攻之必溏，當須小便利，定堅，乃可攻之。

藏結無陽證，寒而不熱（《傷寒論》云：不往來寒熱），其人反静，舌上胎滑者，不可攻也。

傷寒嘔多，雖有陽明證，不可攻之。

陽明病，潮熱，微堅，可與承氣湯；不堅，不可與。若不大便六七日，恐有燥屎，欲知之法，可少與小承氣湯。腹中轉失氣者，此爲有燥屎，乃可攻之。若不轉失氣者，此但頭堅後溏，不可攻之，攻之必腹滿不能食，欲飲水者即噦，其後發熱者，必復堅，以小承氣湯和之。若不轉失氣者，慎不可攻之。

陽明病，身合汗色赤者，不可攻也，必發熱色黄者，小便不利也。

陽明病，當心下堅滿，不可攻之，攻之，遂利不止者，死；止者，愈。

陽明病，自汗出，若發其汗，小便自利，此爲内竭，雖堅不可攻之。當須自欲大便，宜蜜煎導而通之。若土瓜根及猪膽汁，皆可以導。

下利，其脉浮大，此爲虚，以強下之故也，設脉浮革，因爾腸鳴，屬當歸四逆湯。

病可下證第七

大法：秋宜下。

凡可下者，以湯勝圓散，中病便止，不必盡三服。

陽明病，發熱汗多者，急下之，屬大柴胡湯。

少陰病，得之二三日，口燥咽乾者，急下之，屬承氣湯。

少陰病六七日，腹滿不大便者，急下之，屬承氣湯證。

少陰病，下利清水，色青者，心下必痛，口乾燥者，可下之，屬大柴胡湯、承氣湯證。

下利，三部脉皆平，按其心下堅者，可下之，屬承氣湯證。

陽明與少陽合病而利，脉不負者爲順，負者失也，互相刻賊爲負。

滑而數者，有宿食，當下之，屬大柴胡、承氣湯證。

傷寒後脉沉，沉爲内實（《玉函》云：脉沉實，沉實者，下之）。下之解，屬大柴胡湯證。

傷寒六七日，目中不了了，睛不和，無表裏證，大便難，微熱者，此爲實，急下之，屬大柴胡湯、承氣湯證。

太陽病未解，其脉陰陽俱沉，必先振汗出解。但陽微者，先汗之而解，但陰微者，先下之而解，屬大柴胡湯證（陰微，一作尺實）。

脉雙弦遲，心下堅，脉大而緊者，陽中有陰，可下之，屬承氣湯證。

結胸者，項亦強，如柔痓狀，下之即和。

病者無表裏證，發熱七八日，雖脉浮數，可下之，屬大柴胡湯證。

太陽病六七日，表證續在，其脉微沉，反不結胸，其人發狂，此熱在下焦，少腹當堅而滿，小便自利者，下血乃愈，所以然者，以太陽隨經，瘀熱在裏故也，屬抵當湯。

太陽病，身黄，其脉沉結，少腹堅，小便不利，爲無血，小便自利，其人如狂者，血證諦，屬抵當湯證。

傷寒有熱而少腹滿，應小便不利，今反利者，此爲血，當下之，屬抵當圓證。

陽明病，發熱而汗出，此爲熱越，不能發黄，但頭汗出，其身無有，齊頸而還，小便不利，渴引水漿，此爲瘀熱在裏，身必發黄，屬茵蔯蒿湯。

陽明證，其人喜忘，必有畜血，所以然者，本有久瘀血，故令喜忘。雖堅，大便必黑，屬抵當湯證。汗出而譫語者，有燥屎在胃中，此風也，過經乃可下之。下之若早，語言亂，以表虚裏實故也。下之則愈，屬大柴胡湯、承氣湯證。

病者煩熱，汗出即解，復如瘧狀，日晡所發者，屬陽明。脉實者，當下之，屬大柴胡湯、承氣湯證。

陽明病，譫語，有潮熱，而反不能食者，必有燥屎五六枚。若能食者，但堅耳，屬承氣湯證。

太陽中風，下利嘔逆，表解，乃可攻之。其人漐漐汗出，發作有時，頭痛，心下痞堅滿，引腰下痛，嘔則短氣，汗出，不惡寒，此爲表解裏未和，屬十棗湯。

太陽病不解，熱結膀胱，其人如狂，血自下，下之即愈。其外未解，尚未可攻，當先解外。外解，小腹急結者，乃可攻之，屬桃人（仁）承氣湯。

傷寒七八日，身黄如橘，小便不利，少腹微滿，屬茵蔯蒿湯證。

傷寒十餘日，熱結在裏，復往來寒熱，屬大柴胡湯證。但結胸，無大熱，此爲水結在胸脅，頭微汗出，與大陷胸湯。

傷寒六七日，結胸熱實，其脉沉緊，心下痛，按之如石堅，與大陷胸湯。

陽明病，其人汗多，津液外出，胃中燥，大便必堅，堅者則譫語，屬承氣湯證。

陽明病，不吐下而心煩者，可與承氣湯。

陽明病，其脉遲，雖汗出而不惡寒，其體（一本作人）必重，短氣，腹滿而喘，有潮熱，如此者，其外爲解，可攻其裏。若手足濈然汗出者，此大便已堅，屬承氣湯。其熱不潮，未可與承氣湯。若腹滿大而不大便者，屬小承氣湯，微和胃湯（氣），勿令至大下。

陽明病，譫語，發潮熱，其脉滑疾，如此者，屬承氣湯。因與承氣湯一升，腹中轉失氣者，復與一升；如不轉失氣者，勿更與之。明日又不大便，脉反微澀者，此爲裏虚，爲難治，不可更與承氣湯。

二陽并病，太陽證罷，但發潮熱，手足漐漐汗出，大便難而譫一語者，下之愈，屬承氣湯證。

病人小便不利，大便乍難乍易，時有微熱，喘冒不能卧者，有燥屎也，屬承氣湯證。

病發汗吐下以後證第八

師曰：病人脉微而澀者，此爲醫所病也。大發其汗，又數大下之，其人亡血，病當惡寒而發熱，無休止時，夏月盛熱而與（仲景，作欲）著複衣，冬月盛寒而與（仲景，作欲）裸其體。所以然者，陽微即惡寒，陰弱即發熱，故（仲景，作醫）發其汗，使陽氣微，又大下之，令陰氣弱。五月之時，陽氣在表，胃中虚冷，以陽氣内微，不能勝冷，故與（仲景，作欲）著複衣。十一月之時，陽氣在裏，胃中煩熱，以陰氣内弱，不能勝熱，故與（仲景，作欲）裸其體。又陰脉遲澀，故知亡血。

太陽病三日，已發其汗、吐、下、温針而不解，此爲壞病，桂枝復不中與也。觀其脉證，知犯何逆，隨證而治之。

脉浮數，法當汗出而愈，而下之，則身體重，心悸，不可發其汗，當自汗出而解。所以然者，尺中脉浮，此裏虚，須表裏實，津液和，即自汗出愈。

凡病若發汗、若吐、若下、若亡血，無津液而陰陽自和者，必自愈。

大下後，發汗，其人小便不利，此亡津液，勿治，某（其）小便利，必自愈。

下以後，復發其汗，必振寒，又其脉微細，所以然者，内外俱虚故也。

太陽病，先下而不愈，因復發其汗，表裏俱虚，其人因冒。冒家當汗出自愈。所以然者，汗出表和故也。表和，然後下之。

得病六七日，脉遲浮弱，惡風寒，手足温。醫再三下之，不能多（多，一作食），其人脅下滿，面目及身黄，頸項強，小便難，與柴胡湯後必下重，本渴，飲水而嘔，柴胡湯復不中與也，食穀者噦。

太陽病二三日，終不能卧，但欲起者，心下必結，其脉微弱者，此本寒也，而反下之，利止者，必結胸；未止者，四五日復重下之，此挾熱利也。

太陽病，下之，其脉促，不結胸者，此爲欲解。其脉浮者，必結胸。其脉緊者，必咽痛。其脉弦者，必兩脅拘急。其脉細而數者，頭痛未止。其脉沉而緊者，必欲嘔。其脉沉而滑者，挾熱利。其脉浮而滑者，必下血。

太陽少陽并病，而反下之，成結胸，心下堅，下利不復止，水漿不肯下，其人必心煩。

脉浮緊，而下之，緊反入裏，則作痞，按之自濡，但氣痞耳。

傷寒吐、下、發汗，虚煩，脉甚微，八九日，心下痞堅，脅下痛，氣上衝咽喉，眩冒，經脉動惕者，久而成痿。

陽明病，不能食，下之不解，其人不能食，攻其熱必噦。所以然者，胃中虚冷故也。

陽明病，脉遲，食難用飽，飽即發煩，頭眩者，必小便難，此欲作穀疸。雖下之，其腹滿如故耳。所以然者，脉遲故也。

太陽病，寸緩關浮尺弱，其人發熱而汗出，復惡寒，不嘔，但心下痞者，此爲醫下之也。

傷寒，大吐大下之，極虚，復極汗者，其人外氣怫鬱，復與之水，以發其汗，因得噦。所以然者，胃中寒冷故也。

吐、下、發汗後，其人脉平而小煩者，以新虚不勝穀氣故也。

太陽病，醫發其汗，遂發熱而惡寒，復下之，則心下痞，此表裏俱虚，陰陽氣并竭，無陽則陰獨。復加火針，因而煩，面色青黄，膚瞤，如此者，爲難治。今色微黄，手足温者，易愈。

服桂枝湯，下之，頭項强痛，翕翕發熱，無汗，心下滿微痛，小便不利，屬桂枝去桂加茯苓术湯。

太陽病，先發其汗，不解，而下之，其脉浮者，不愈。浮爲在外，而反下之，故令不愈。今脉浮，故在外，當解其外則愈，屬桂枝湯。

下以後，復發其汗者，則晝日煩躁不眠，夜而安静，不嘔不渴，而無表證，其脉沉微，身無大熱，屬乾姜附子湯。

傷寒吐、下、發汗後，心下逆滿，氣上撞胸，起即頭眩，其脉沉緊，發汗即動經，身爲振摇，屬茯苓桂枝术甘草湯。

發汗、吐、下以後，不解，煩躁，屬茯苓四逆湯。

傷寒發汗、吐、下後，虚煩不得眠。劇者，反覆顛倒，心中懊憹，屬梔子湯。若少氣，梔子甘草湯。若嘔，梔子生姜湯。若腹滿者，梔子厚朴湯。

發汗若下之，煩熱，胸中塞者，屬梔子湯證。

太陽病，過經十餘日，心下温温欲吐而胸中痛，大便反溏，其腹微滿，鬱鬱微煩，先時自極吐下者，與承氣湯。不尒者，不可與。欲嘔，胸中痛，微溏，此非柴胡湯證，以嘔故知極吐下也。

太陽病，重發其汗，而復下之，不大便五六日，舌上燥而渴，日晡所小有潮熱，從心下至少腹堅滿而痛不可近，屬大陷胸湯。

傷寒五六日，其人已發汗，而復下之，胸脅滿微結，小便不利，渴而不嘔，但頭汗出，往來寒熱，心煩，此爲未解，屬柴胡桂枝乾姜湯。

傷寒汗出，若吐下，解後，心下痞堅，噫氣不除者，屬旋代赭湯。

大下已後，不可更行桂枝湯。汗出而喘，無大熱，可以麻黄杏仁甘草石膏湯。

傷寒大下後，復發其汗，心下痞，惡寒者，表未解也，不可攻其痞，當先解表，表解，乃攻其痞。解表屬桂枝湯，攻痞屬大黄黄連瀉心湯。

傷寒吐下後，七八日不解，熱結在裏，表裏俱熱，時時惡風，大渴，舌上乾燥而煩，欲飲水數升，屬白虎湯。

傷寒吐下後未解，不大便五六日至十餘日，其人日晡所發潮熱，不惡寒，獨語如見鬼神之狀。若劇者，發則不識人，循衣妄撮，怵惕不安，微喘直視，脉弦者生，濇者死。微者，但發熱譫語，屬承氣湯。若下者，勿復服。

三陽合病，腹滿身重，難以轉側，口不仁，面垢，譫語，遺溺。發汗則譫語，下之則額上生汗，手足厥冷，自汗，屬白虎湯證。

陽明病，其脉浮緊，咽乾口苦，腹滿而喘，發熱汗出而不惡寒，反偏惡熱，其身體重。發其汗即躁，心憒憒而反譫語。加温針，必怵惕，又煩躁不得眠。下之，即胃中空虚，客氣動膈，心中懊憹，舌上胎者，屬梔子湯證。

陽明病，下之，其外有热，手足温，不結胸，心中懊憹，若飢不能食，但頭汗出，屬梔子湯證。

陽明病，下之，心中懊憹而煩，胃中有燥屎者，可攻。其人腹微滿，頭堅後溏者，不可下之。有燥屎者，屬承氣湯證。

太陽病，吐下發汗後，微煩，小便數，大便因堅，可與小承氣湯和之，則愈。

大汗，若大下而厥冷者，屬四逆湯證。

太陽病，下之，其脉促，胸滿者，屬桂枝去芍藥湯。若微寒，屬桂枝去芍藥加附子湯。

傷寒五六日，大下之，身热不去，心中結痛者，未欲解也，屬梔子湯證。

傷寒下後，煩而腹滿，卧起不安，屬梔子厚朴湯。

傷寒，醫以丸藥大下之，身热不去，微煩，屬梔子乾姜湯。

傷寒，醫下之，續得下利清穀不止，身體疼痛，急當救裏。身體疼痛，清便自調，急當救表。救裏宜四逆湯，救表宜桂枝湯。

太陽病，過經十餘日，反再三下之，後四五日，柴胡證續在，先與小柴胡湯。嘔止小安（嘔止小安，一云：嘔不止，心下急），其人鬱鬱微煩者，爲未觧，與大柴胡湯，下者止。

傷寒，十三日不觧，胸脅滿而嘔，日晡所發潮熱而微利，此本當柴胡湯下之，不得利，今反利者，故知醫以丸藥下之，非其治也。潮熱者，實也，先再服小柴胡湯，以觧其外，後屬柴胡加芒消湯。

傷寒十三日，過經而譫語，内有热也，當以湯下之。小便利者，大便當堅，而反利，其脉調和者，知醫以丸藥下之，非其治也。自利者，其脉當微厥，今反和者，此爲内實，屬承氣湯證。

傷寒八九日，下之，胸滿煩驚，小便不利，譫語，一身不可轉側，屬柴胡加龍骨牡蠣湯。

火逆下之，因燒針煩躁，屬桂枝甘草龍車牡蠣湯。

太陽病，脉浮而動數，浮則爲風，數則爲熱，動則爲痛，數則爲虛。頭痛發熱，微盜汗出而反惡寒，其表未觧。醫反下之，動數則遲，頭痛即眩（一云：膈内拒痛），胃中空虛，客氣動膈，短氣躁煩，心中懊憹，陽氣内陷，心下因堅，則爲結胸，屬大陷胸湯。若不結胸，但頭汗出，其餘無有，齊頸而還，小便不利，身必發黄（屬柴胡梔子汤）。

傷寒五六日，嘔而發熱，柴胡湯證具，而以佗藥下之，柴胡證仍在，復與柴胡湯。此雖以下，不爲逆也。

必蒸蒸而振，却發熱汗出而觧。若心下滿而堅痛者，此爲結胸，屬大陷胸湯。若但滿而不痛者，此爲痞，柴胡復不中與也，屬半夏瀉心湯。

本以下之，故心下痞，與之瀉心，其痞不觧，其人渴而口燥，小便不利者，屬五苓散。一方言忍之一日乃愈。

傷寒、中風，醫及下之，其人下利日數十行，穀不化，腹中雷鳴，心下痞堅而滿，乾嘔而煩，不能得安。醫見心下痞，爲病不盡，復重下之，其痞益甚，此非結熱，但胃中虚，客氣上逆，故使之堅，屬甘草瀉心湯。

傷寒服湯藥而下利不止，心下痞堅，服瀉心湯已後，以佗藥下之，利不止，醫以理中與之，利益甚。理中，理中焦，此利在下焦，屬赤石脂禹餘粮湯。若不止者，當利其小便。

太陽病，外證未除而數下之，遂挾熱而利不止，心下痞堅，表裏不觧，屬桂枝人參湯。

傷寒吐後，腹滿者，與承氣湯。

病者無表裏證，發熱七八日，脉雖浮數者，可下之。假令下已，脉數不觧，今热則消穀喜飢，至六七日不大便者，有瘀血，屬抵當湯。若脉數不觧，而不止，必夾血，便膿血。

太陽病，醫反下之，因腹滿時痛，爲屬太陰，屬桂枝加芍藥湯。

大實痛，屬桂枝加大黄湯。

傷寒六七日，其人大下後，脉沉遲，手足厥逆，下部脉不至，喉咽不利，唾膿血，泄利不止，爲難治，屬麻黄升麻湯。

傷寒本自寒下，醫復吐下之，寒格更遂吐（一本作更逆吐下），食入即出，屬乾姜黄芩黄連人參湯。

病可温證第九

大法：冬宜服温熱藥及灸。

師曰：病發熱頭痛，脉反沉，若不差，身體更疼痛，當救其裏，宜温藥，四逆湯。

下利腹滿，身體疼痛，先温其裏，宜四逆湯。

自利不渴者，屬太陰，其藏有寒故也，當温之，宜四逆輩。

少陰病，其人欲食入則吐，心中温温欲吐，復不能吐，始得之，手足寒，脉弦遲，若膈上有寒飲，乾嘔者，不可吐，當温之，宜四逆湯。

少陰病，脉沉者，急當温之，宜四逆湯。

下利，欲食者，就當温之。

下利，脉遲緊，爲痛未欲止，當温之。得冷者，滿而便腸垢。

下利，其脉浮大，此爲虚以強下之故也。設脉浮革，因爾腸鳴，當温之，宜當歸四逆湯。

少陰病，下利，脉微澀者，即嘔，汗出，必數更衣，反少，當温之。

傷寒，醫下之，續得下利清穀不止，身體疼痛，急當救裏，宜温之，以四逆湯。

病不可灸證第十

微數之脉，慎不可灸，因火爲邪，則爲煩逆，追虛逐實，血散脉中，火氣雖微，内攻有力，焦骨傷筋，血難復也。

脉浮，當以汗解，而反灸之，邪無從去，因火而盛，病從腰以下，必當重而痺，此爲火逆。若欲自解，當先煩，煩乃有汗，隨汗而解。何以知之？脉浮，故知汗出當解。

脉浮熱甚而灸之，此爲實，實以虛治，因火而動，咽燥必唾血。

病可灸證第十一

燒針令其汗，針處被寒，核起而赤者，必發賁豚，氣從少腹上撞者，灸其核上一壯（一本作各一壯），與桂枝加桂湯。

少陰病，得之一二日，口中和，其背惡寒者，當灸之。

少陰病，其人吐利，手足不逆，反發熱，不死。脉不至者，灸其少陰七壯。

少陰病，下利，脉微澀者，即嘔，汗出，必數更衣，反少，當温其上，灸之（一云：灸厥陰可五十壯）。

諸下利，皆可灸足大都五壯（一云：七壯），商丘、陰陵泉皆三壯。

下利，手足厥，無脉，灸之不温，反微喘者，死。少陰負趺陽者，爲順也。

傷寒六七日，其脉微，手足厥，煩躁，灸其厥陰，厥不還者，死。

傷寒，脉促，手足厥逆，可灸之，爲可灸少陰、厥陰主逆。

病不可刺證第十二

大怒無刺（大一作新），已刺無怒（已一作新）。新内無刺，已刺無内。大勞無刺（大一作新），已刺無勞。大醉無刺，已刺無醉。大飽無刺，已刺無飽。大飢無刺，已刺無飢。大渴無刺，已刺無渴。無刺大驚，無刺熇熇之熱，無刺漉漉之汗，無刺渾渾之脉。身熱甚，陰陽皆爭者，勿刺也。其可刺者，急取之，不汗則泄。所謂勿刺者，有死徵也。無刺病與脉相逆者，上工刺未生，其次刺未盛，其次刺已衰，粗工逆此。謂之伐形（出《九卷》）。

病可刺證第十三

太陽病，頭痛，至七日，自當愈，其經竟故也。若欲作再經者，當針足陽明，使經不傳則愈。

太陽病，初服桂枝湯，而反煩不解者，當先刺風池、風府，乃却與桂枝湯則愈。

傷寒，腹滿而譫語，寸口脉浮而緊者，此爲肝乘脾，名縱，當刺期門。

傷寒，發熱，嗇嗇惡寒，其人大渴，欲飲酢漿者，其腹必滿，而自汗出，小便利，其病欲解，此爲肝乘肺，名曰横，當刺期門。

陽明病，下血而譫語，此爲熱入血室。但頭汗出者，當刺期門。隨其實而瀉之，濈然汗出者則愈。

婦人中風，發熱惡寒，經水適來，得之七八日，熱除，脉遲，身凉，胸脅下滿，如結胸狀，其人譫語，此爲熱入血室，當刺期門，隨其虚實而取之。平病云：熱入血室，無犯胃氣及上三焦。與此相反，豈謂藥不謂針耶？

太陽與少陽并病，頭痛，頸項強而眩，時如結胸。心下痞堅，當刺大杼第一間，肺俞、肝俞，慎不可發汗，發汗則譫語，譫語則脉弦。譫語五日不止，當刺期門。

少陰病，下利，便膿血者，可刺。

婦人傷寒，懷身腹滿，不得小便，加從腰以下重，如有水氣狀，懷身七月，太陰當養不養，此心氣實，當刺寫勞宮及關元，小便利則愈。

傷寒，喉痺，刺手少陰。少陰在腕，當小指後動脉是也。針入三分，補之。

問曰：病有汗出而身熱煩滿，煩滿不爲汗解者何？對曰：汗出而身熱者，風也。汗出而煩滿不解者，厥也。病名曰風厥也。太陽主氣，故先受邪，少陰與爲表裏也。得熱則上從之，從之則厥，治之。表裏刺之，飲之湯。

熱病三日，氣口静，人迎躁者，取之諸陽五十九刺，以寫其熱，而出其汗。實其陰，以補其不足。所謂五十九刺者，兩手外内側各三，凡十二痏。五指間各一，凡八痏。足亦如是。頭入髮一寸傍三分各三，凡六痏。更入髮三寸，邊各五，凡十痏。耳前後、口下、項中各一，凡六痏。巔上一。

熱病先膚痛，窒鼻充面，取之皮，以第一針五十九。苛菌爲軫（一云：苛軫）鼻，索皮於肺，不得索之火。火，心也。

熱病嗌乾，多飲，善驚，卧不能安，取之膚肉，以第六針五十九。目眥赤，索肉於脾，不得索之木。木，肝也。

熱病而胸脅痛手足躁，取之筋間，以第四針針於四達（一作逆）。筋辟目浸，索筋於肝，不得索之金。金，肺也。

熱病數驚，瘈瘲而狂，取之脉，以第四針急寫，有餘者，癲疾毛髮去，索血（一作脉）於心，不得索之水。水，腎也。

熱病，而身重骨痛，耳聾而好瞑，取之骨，以第四針五十九。骨病，食齧牙齒，耳清，索骨於腎，無（一本作不）得索之土。土，脾也。

熱病，先身澀傍教（傍教，《太素》作倚）煩悶，乾唇嗌。取之以第一針五十九。膚脹，口乾，寒汗。

熱病，頭痛，攝（攝，一作顳顬）目脉緊，善衄，厥熱也。取之以第三針，視有餘不足，寒熱病。

熱病，體重，腸中熱。取之以第四針，於其輸及下諸指間，索氣於胃絡得氣也。

熱病，俠臍痛急，胸脅支滿，取之湧泉與太陰、陽明（一云：陰陵泉），以第四針，針嗌裏。

熱病而汗且出，反脉順，可汗者，取之魚際、太淵、大都、太白。寫之則熱去，補之則汗出。汗出太甚者，取踝上横文以止之。熱病七日、八日，脉口動，喘而眩者，急刺之。汗且自出，淺刺手大指間。

熱病，先胸脅痛，手足躁，刺足少陽，補手太陰，病甚，爲五十九刺。

熱病，先手臂痛，刺手陽明、太陰，而汗出止。

熱病，始於頭首者，刺項太陽而汗出止。

熱病，先身重骨痛，耳聾目瞑，刺足少陰，病甚，爲五十九刺（一云：刺少陽）。

熱病，先眩冒而熱，胸脅滿，刺足少陰、少陽。

熱病，始足脛者，先取足陽明而汗出。

病不可水證第十四

發汗後，飲水多者，必喘。以水灌之，亦喘。

傷寒，大吐、大下之，極虚，復極汗者，其人外氣怫鬱，復與之水，以發其汗，因得噦，所以然者，胃中寒冷故也。

陽明病，潮熱，微堅，可以承氣湯。不堅，勿與之。若不大便六七日，恐有燥屎，欲知之法，可與小承氣湯，若腹中不轉失氣者，此爲但頭堅後溏。不可攻之，攻之必腹滿不能食，欲飲水者，即噦。

陽明病，若胃中虚冷，其人不能食，飲水即噦。

下利，其脉浮大，此爲虚，以強下之故也。設脉浮革，因爾腸鳴，當温之，與水即噦。

病在陽，當以汗解，而反以水噀之，若灌之，其熱却不得去，益煩，皮上粟起，意欲飲水，反不渴，宜文蛤散。若不差，與五苓散。若寒實結胸，無熱證者，與三物小陷胸湯，白散亦可。身熱，皮粟不解，欲引衣自覆，若以水噀之洗之，益令熱却不得出。當汗而不汗，即煩。假令汗出已，腹中痛，與芍藥三兩如上法。

寸口脉浮大，醫反下之，此爲大逆。浮即無血，大即爲寒，寒氣相搏，即爲腸鳴，醫乃不知，而反飲水，令汗大出，水得寒氣，冷必相搏，其人即䭇。

寸口脉濡而弱，濡即惡寒，弱即發熱，濡弱相搏，藏氣衰微，胸中苦煩，此非結熱。而反薄居水漬布冷銚貼之，陽氣遂微，諸府無所依，陰脉凝聚，結在心下，而不肯移，胃中虚冷，水穀不化，小便縱通，復不能多，微則可救，聚寒心下，當柰何也？

病可水證第十五

太陽病，發汗後，若大汗出，胃中乾燥，煩不得眠，其人欲飲水，當稍飲之，令胃中和則愈。

厥陰病，渴欲飲水者，與水飲之即愈。

太陽病，寸口緩，關上小浮，尺中弱，其人發熱而汗出，復惡寒，不嘔，但心下痞者，此爲醫下也。若不下，其人復不惡寒而渴者，爲轉屬陽明。小便數者，大便即堅，不更衣十日，無所苦也。欲飲水者，但與之，當以法救渴，宜五苓散。

寸口脉洪而大，數而滑，洪大則榮氣長，滑數則胃氣實，榮長則陽盛，怫鬱不得出身，胃實則堅難，大便則乾燥，三焦閉塞，津液不通，醫發其汗，陽盛不周，復重下之，胃燥熱畜，大便遂擯，小便不利，榮衛相搏，心煩發熱，兩眼如火，鼻乾面赤，舌燥齒黄焦，故大渴。過經成壞病，針藥所不能制，與水灌枯槁，陽氣微散，身寒温衣覆，汗出表裏通，然其病即除。形脉多不同，此愈非法治，但醫所當慎，妄犯傷榮衛。

霍亂而頭痛發熱，身體疼痛，熱多欲飲水，屬五苓散。

嘔吐而病在膈上，後必思水者，急與猪苓散飲之，水亦得也。

病不可火證第十六

太陽中風，以火劫發其汗，邪風被火熱，血氣流泆，失其常度，兩陽相熏灼，其身發黄。陽盛則欲衄，陰虛小便難，陰陽俱虛竭，身體則枯燥，但頭汗出，齊頸而還，復滿而微喘，口乾咽爛，或不大便，久則譫語，甚者至噦，手足躁擾，循衣摸床，小便利者，其人可治。

太陽病，醫發其汗，遂發熱而惡寒，復下之，則心下痞，此表裏俱虛。陰陽氣并竭，無陽則陰獨，復加火針因而煩，面色青黄，膚瞤如此者，爲難治。今色微黄，手足温者愈。

傷寒，加温針必驚。

陽脉浮，陰脉弱，則血虛，血虛則筋傷。其脉沉者，榮氣微也。其脉浮，而汗出如流珠者，衛氣衰也。榮氣微，加燒針，血留不行，更發熱而躁煩也。

傷寒脉浮，而醫以火迫劫之，亡陽驚狂，卧起不安，屬桂枝去芍藥加蜀漆牡礪龍骨救逆湯。

問曰：得病十五十六日，身體黄、下利、狂欲走。師脉之，言：當下清血如豚肝，乃愈。後如師言，何以知之？

師曰：寸口脉陽浮陰濡弱，陽浮則爲風，陰濡弱爲少血，浮虚受風，少血發热，惡寒洒淅，項強頭眩。醫加火熏，欝令汗出，惡寒遂甚，客热因火而發，怫欝蒸肌膚，身目爲黄，小便微難，短氣，從鼻出血，而復下之，胃無津液，泄利遂不止，热瘀在膀胱，畜結成積聚，狀如豚肝，當下未下，心乱迷憒，狂走赴水，不能自制。畜血若去，目明心了，此皆醫所爲，無他禍患，微輕得愈，極者不治。

傷寒，其脉不弦緊而弱者，必渴，被火必譫言。弱者發熱，脉浮，解之，當汗出愈。

太陽病，以火熏之，不得汗，其人必躁，到經不鮮，必有清血。

陽明病，被火，額上微汗出而小便不利，必發黄。

陽明病，其脉浮緊，咽乾口（苦），腹滿而喘，發熱汗出而不惡寒，反偏惡熱，其身體重，發其汗則躁，心憒憒而反譫語。加温針必怵惕，又煩躁不得眠。

少陰病，欬而下利，譫語，是爲被火氣劫故也，小便必難，爲強責少陰汗出。

太陽病二日，而燒瓦熨其背，大汗出，火氣入胃，胃中竭燥，必發譫語，十餘日振而反汗出者，此爲欲解。其汗從腰以下，不得汗，其人欲小便，反不得，嘔欲失溲，足下惡風，大便堅者，小便當數，而反不數及多，便已，其頭卓然而痛，其人足心必熱，穀氣下流故也。

病可火證第十七

下利，穀道中痛，當温之以爲，宜熬木塩熨之。一方，灸枳實熨之。

熱病陰陽交并少陰厥逆陰陽竭盡生死證第十八

問曰：温病，汗出輒復熱，而脉躁疾，不爲汗衰，狂言不能食，病名爲何？對曰：名曰陰陽交，交者，死。人所以汗出者，生於穀，穀生於精。今邪氣交爭於骨肉而得汗者，是邪却而精勝。精勝則當能食，而不復热。热者，邪氣也。汗者，精氣也。今汗出而輒復熱者，邪勝也。不能食者，精無裨也。汗而热留者，壽可立而傾也。夫汗出而脉尚躁盛者，死。此今脉不與汗相應，此不勝其病也。狂言者，是失志。失志者，死。有三死，不見一生，雖愈必死。

熱病，已得汗，而脉尚躁盛，此陽脉之極也，死。其得汗而脉静者，生也。

熱病，脉尚躁盛，而不得汗者，此陽脉之極也，死。脉躁盛得汗者，生也。

熱病，已得汗，而脉尚躁，喘且復熱，勿膚刺，喘甚者，死。

熱病，陰陽交者，死。

熱病，煩已而汗，脉當静。

太陽病，脉反躁盛者，是陰陽交，死。復得汗，脉静者，生。

熱病，陰陽交者，熱煩身躁，太陰寸口脉兩衝尚躁盛，是陰陽交，死。得汗脉静者，生。

熱病，陽進陰退，頭獨汗出，死。陰進陽退，腰以下至足汗出，亦死。陰陽俱進，汗出已，熱如故，亦死。陰陽俱退，汗出已，寒慄不止，鼻口氣冷，亦死（右熱病陰陽交部）。

熱病，所謂并陰者，熱病已得汗，因得泄，是謂并陰，故治（治，一作活）。

熱病，所謂并陽者，熱病已得汗，脉尚躁盛，大熱，汗出，雖不汗出，若衄，是謂并陽，故治（右熱病并陰陽部）。

少陰病，惡寒，踡而利，手足逆者，不治。

少陰病，下利止而眩，時時自冒者，死。

少陰病，其人吐利，躁逆者，死。

少陰病，四逆，惡寒而踡，其脉不至，其人不煩而躁者，死。

少陰病六七日，其人息高者，死。

少陰病，脉微細沉，但欲卧，汗出不煩，自欲吐，五六日自利，復煩躁，不得卧寐者，死。

少陰病，下利，若利止，惡寒而踡，手足温者，可治。

少陰病，惡寒而踡，時時自煩，欲去其衣被者，可治。

少陰病，下利止，厥逆無脉，乾煩（一本作乾嘔）。服湯藥，其脉暴出者，死。微細者生（右少陰部）。

傷寒六七日，其脉微，手足厥，煩躁，灸其厥陰，厥不還者，死。

傷寒，下利，厥逆，躁不能卧者，死。

傷寒，發熱下利，至厥不止者，死。

傷寒，厥逆，六七日不利，便發熱而利者生。其人汗出，利不止者，死。但有陰無陽故也。

傷寒五六日，不結胸，腹濡，脉虚復厥者，不可下，下之亡血，死。

傷寒，發熱而厥，七日下利者，爲難治（右厥逆部）。

熱病不知所痛，不能自收，口乾，陽熱甚，陰頗有寒者，熱在髓，死不治。

熱病在腎，令人渴，口乾，舌焦黄赤，晝夜欲飲不止，腹大而脹，尚不厭飲，目無精光，死不治。

脾傷，即中風，陰陽氣别離，陰不從陽，故以三分，候其死生。

傷寒，欬逆上氣，其脉散者，死。謂其人形損故也。

傷寒，下利，日十餘行，其人脉反實者，死。

病者脅下素有痞，而下在臍傍，痛引少腹，入陰俠陰筋，此爲藏結，死。

夫實則譫語，虚則鄭聲。鄭聲者，重語是也。直視、譫語、喘滿者，死。若下利者，亦死。

結胸證悉具而躁者，死。

吐舌下卷者，死。唾如膠者，難解。舌頭四邊，徐有津液，此爲欲解。病者至經，上唇有色，脉自和，爲欲解。

色急者，來（未）解（右陰陽竭盡部）。

重實重虛陰陽相附生死證第十九

問曰：何謂虛實？對曰：邪氣盛則實，精氣奪則虛。重實者，肉大熱，病氣熱，脉滿，是謂重實。

問曰：經絡俱實，何如？對曰：經絡皆實，是寸脉急而尺爲（緩）也，皆當俱治。故曰滑則順，澀則逆。

夫虛實者，皆從其物類始，五藏骨肉滑利，可以長久。寒氣暴上，脉滿實。實而滑，順則生，實而澀，逆則死。

形盡滿，脉急大堅，尺滿而不應，順則生，逆則死。所謂順者，手足温；所謂逆者，手足寒也。

問曰：何謂重虛？對曰：脉虛、氣虛、尺虛，是謂重虛也。所謂氣虛者，言無常也。尺虛者，行步恇然也。

脉虛者，不象陰也。如此者，滑則生，澀則死。氣虛者，肺虛也。氣逆者，足寒也。非其時則生，當其時則死。

餘藏皆如此也。

脉實滿，手足寒，頭熱者，春秋則生，冬夏則死。脉浮而澀，澀而身有熱者，死。絡氣不足，經氣有餘，

脉熱而尺寒，秋冬爲逆，春夏爲順。經虛絡滿者，尺熱滿而寒澀，春夏死，秋冬生。絡滿經虛，灸陰刺陽。經

滿絡虛，刺陰灸陽。

問曰：秋冬無極陰，春夏無極陽，何謂也？對曰：無極陽者，春夏無數虛陽明，陽明虛則狂。無極陰者，秋冬無數虛太陰，太陰虛則死（右重實重虛部）。

熱病，所謂陽附陰者，腰以下至足熱，腰以上寒，陰氣下爭，還心腹滿者，死。所謂陰附陽者，腰以上至頭熱，腰以下寒，陽氣上爭，還得汗者生（右陰陽相附部）。

熱病生死期日證第二十

太陽之脉，色榮顴骨，熱病也。榮未夭，曰今且得汗，待時自已。與厥陰脉爭見者，死期不過三日，其熱病氣内連腎。少陽之脉，色榮頰前，熱病也。榮未夭，曰今且得汗，待時自已。與少陰脉爭見者，死期不過三日。

熱病七八日，脉微小，病者溲血，口中乾，一日半而死。脉代者，一日死。

熱病七八日，脉不躁喘，不數，後三日中有汗，三日不汗，四日死。未曾汗，勿膚刺（膚，一作庸）。

熱病三四日，脉不喘，其動均者，身雖煩熱，今自得汗，生。傳曰：始府入藏，終陰復還陽，故得汗。

熱病七八日，脉不喘，其動均者，生。微熱在陽不入陰，今自汗也。

熱病七八日，脉不喘，動數均者，病當瘖。期三日不得汗，四日死。
熱病，身面盡黄而腫，心熱口乾，舌卷，焦黄黑，身麻臭，伏毒傷肺。中脾者，死。
熱病，瘈瘲狂言，不得汗，瘈瘲不止，伏毒傷肝，中膽者，死。
熱病，汗不出，出不至足，嘔膽，吐血，善驚不得卧，伏毒在肝。府足少陽者，死。

熱病十逆死證第二十一

熱病，腹滿膹脹，身熱者，不得大小便，脉澀小疾，一逆見，死。
熱病，腸鳴腹滿，四肢清，泄注脉浮大而洪不已，二逆見，死。
熱病，大衄不止，腹中痛，脉浮大絶，喘而短氣，三逆見，死。
熱病，嘔且便血，奪形肉，身熱甚，脉絶動疾，四逆見，死。
熱病，欬喘悸眩，身熱，脉小疾，奪形肉，五逆見，死。
熱病，腹大而脹，四肢清，奪形肉，短氣，六逆見，一旬内死。
熱病，腹脹便血，脉大，時時小絶，汗出而喘，口乾舌焦，視不見人，七逆見，一旬死。
熱病，身熱甚，脉轉小，欬而便血，目眶陷，妄言，手循衣縫，口乾，躁擾不得卧，八逆見，一時死。

熱病，瘈瘲狂走，不能食，腹滿，胸痛引腰臍背，嘔血，九逆見，一時死。

熱病，嘔血，喘欬，煩滿，身黄，其腹鼓脹，泄不止，脉絶，十逆見，一時死。

熱病五藏氣絶死日證第二十二

熱病，肺氣絶，喘逆，欬唾血，手足腹腫，面黄，振慄不能言語，死。魄與皮毛俱去，故肺先死，丙日篤，丁日死。

熱病，脾氣絶，頭痛，嘔宿汁，不得食，嘔逆吐血，水漿不得入，狂言譫語，腹大滿，四肢不收，意不樂，死。脉與肉氣俱去，故脾先死，甲日篤，乙日死。

熱病，心主氣絶，煩滿，骨痛（一作瘈），嗌腫不可咽，欲欬不能欬，歌哭而笑，死。神與榮脉俱去，故心先死。壬日篤，癸日死。

熱病，肝氣絶，僵仆，足不安地，嘔血，恐懼，洒淅惡寒，血妄出，遺屎溺，死。魄與筋血俱去，故肝先死，庚日篤，辛日死。

熱病，腎氣絶，喘悸，吐逆，腫疽，尻癰，目視不明，骨痛，短氣，喘滿，汗出如珠，死。精與骨髓俱去，故腎先死。戊日篤，己日死。

故外見瞳子青小，爪甲枯，髮墮身澀，齒挺而垢，人皮面厚塵黑，欬而唾血，渴欲數飲，大滿，此五藏絶，表病也。

熱病至脉死日證第二十三

熱病，脉四至，三日死。脉四至者，平人一至，病人脉四至也。

熱病，脉五至，一日死。時一大至，半日死，忽忽悶乱者，死。

熱病，脉六至，半日死。忽急疾大至，有頃死。

熱病脉損日死證第二十四

熱病，脉四損，三日死。所謂四損者，平人四至，病人脉一至，名曰四損。

熱病，脉五損，一日死。所謂五損者，平人五至，病人脉一至，名曰五損。

熱病，脉六損，一時死。所謂六損者，平人六至，病人脉一至，名曰六損。若絶不至，或久乃至，立死。

治傷寒形證所宜進退　王叔和集仲景評脉要論

新刊王氏脉經卷第八

朝散大夫守光禄卿直秘閣判登聞檢院上護軍臣林億　等類次

平卒尸厥脉證第一

寸口沉大而滑，沉則爲實，滑則爲氣，實氣相搏，血氣入於藏即死，入於府即愈，此爲卒厥。不知人，脣青身冷，爲入藏，即死。如身温和，汗自出，爲入府，而復自愈。

平痓濕暍脉證第二（痓一作痙）

太陽病，發熱無汗，而反惡寒者，名剛痓。

太陽病，發熱汗出，而不惡寒者，名柔痓（一云：惡寒）。

太陽病，發熱，其脉沉而細者，爲痓。

太陽病，發其汗，因致痓（論云：發其汗太多，因致痓）。

病者身熱足寒，頸項強急，惡寒，時頭熱，面赤，目脉赤，獨頭動揺者，爲痓（論云：獨頭面揺，卒口噤，背反張者，痓病也）。

太陽病，無汗而小便反少，氣上衝胸，口噤不得語，欲作剛痓，葛根湯主之。

剛痓爲病，胸滿口噤，卧不著席，脚攣急，其人必齘齒，可與大承氣湯。

痓病，發其汗已，其脉浛浛如蛇，暴腹脹大者，爲欲解。脉如故，反伏弦者，必痓（一云：痓脉出欲已）。

痓脉來，按之築築而弦，直上下行。

痓家，其脉伏堅，直上下。

夫風病，下之則痓。復發其汗，必拘急。

太陽病，其證備，身體强，几几然，脉沉遲，此爲痓，栝樓桂枝湯主之。

痓病，有灸瘡，難療。

瘡家，雖身疼痛，不可發其汗，汗出則痓。

太陽病，關節疼痛，脉沉而緩者，爲中濕（論云：中濕爲濕痺之候，其人小便不利，大便反快，但當利其小便）。

病者一身盡疼（一云：疼煩），發熱，日晡即劇，此爲風濕，汗出所致也（論云：此病傷於汗出當風或久傷取冷所致）。

濕家之爲病，一身盡疼，發熱，而身色熏黄也。

濕家之爲病，其人但頭汗出，而背强欲得被覆向火。若下之早則噦，或胸滿小便利（一云：不利）。舌上如胎，此爲丹田有熱，胸上有寒，渴欲飲而不能飲，則口燥也。

濕家下之，額上汗出、微喘、小便利（一云：不利）者，死；若下利不止者，亦死。

問曰：風濕相搏，身體疼痛，法當汗出而解，值天陰雨不止，師云：此可發汗，而其病不愈者，何也？答曰：

發其汗，汗大出者，但風氣去，濕氣續在，是故不愈。若治風濕者，發其汗，微微似欲出汗者，則風濕俱去也。

濕家，身煩疼，可與麻黄湯加术四兩發其汗爲宜。愼不可以火攻之。

風濕，脉浮，身重，汗出惡風者，防己湯主之。

病人喘，頭痛，鼻塞而煩，其脉大，自能飲食，腹中和，無病。病在頭中寒濕，故鼻塞，内藥鼻中即愈（論云：濕家，病身疼痛，發熱面黄而喘，頭痛鼻窒而煩）。

傷寒八九日，風濕相搏，身體疼痛，不能自轉側，不嘔不渴，脉浮虚而濇者，桂枝附子湯主之。若其人大便鞕，小便自利者，术附子湯主之。

風濕相搏，骨節疼煩，掣痛不得屈伸。近之則痛劇，汗出短氣，小便不利，惡風不欲去衣，或身微腫者，甘草附子湯主之。

太陽中熱，暍是也。其人汗出，惡寒，身熱而渴也，白虎湯主之。

太陽中暍，身熱疼痛，而脉微弱，此以夏月傷冷水，水行皮膚中所致也，瓜蔕湯主之。

太陽中暍，發熱惡寒，身重而疼痛，其脉弦細芤遲。小便已，洒洒然毛聳，手足逆冷，小有勞，身熱，口前開板齒燥；若發其汗，惡寒則甚；加温針，則發熱益甚；數下之，淋復甚。

平陽毒陰毒百合狐惑脉證第三

陽毒爲病，身重腰背痛，煩悶不安，狂言，或走，或見鬼，或吐血下利，其脉浮大數，面赤斑，斑如錦文，喉咽痛，唾膿血，五日可治，至七日不可治也。有傷寒一二日，便成陽毒。或服藥，吐下後變成陽毒，升麻湯主之。

陰毒爲病，身重背強，腹中絞痛，咽喉不利，毒氣攻心，心下堅強，短氣不得息，嘔逆唇青，面黑，四肢厥冷，其脉沉細緊數，身如被打，五六日可治，至七日不可治也。或傷寒初病一二日，便結成陰毒，或服藥六七日以上，至十日，變成陰毒，甘草湯主之。

百合之爲病，其狀常默默欲卧，復不能卧，或如強健人，欲得出行，而復不能行，意欲得食，復不能食，或有美時，或有不用聞飲食臭時，如寒無寒，如熱無熱，朝至口苦，小便赤黄，身形如和，其脉微數，百脉一宗，悉病，各隨證治之。百合病，見於陰者，以陽法救之；見於陽者，以陰法救之。見陽攻陰，復發其汗，此爲逆，其病難治。見陰攻陽，乃復下之，此亦爲逆，其病難治（《千金方》云：見在於陰而攻其陽，則陰不得解也，復發其汗，爲逆也，見在於陽而攻其陰，則陽不得解也，復下之，其病不愈）。

狐惑爲病，其氣如傷寒，默默欲眠，目不得閉，卧起不安，蝕於喉爲惑，蝕於陰爲狐。狐惑之病，并不欲飲食，聞食臭，其面目乍赤、乍白、乍黑。其毒蝕於上（部）者，則聲喝，其毒蝕下部者，咽乾。蝕於上部，瀉心湯主之；

蝕於下部，苦參湯淹洗之；蝕於肛者，雄黄熏之（喝，一作嗄）。

其人脉數，無熱，微煩，默默欲卧，汗出，初得三四日，目赤如鳩眼，得之七八日，目四眥黄黑，若能食者，膿已成也，赤小豆當歸散主之。

病人或從呼吸上蝕其咽，或從下焦蝕其肛陰，蝕上爲惑，蝕下爲狐。狐惑病者，猪苓散主之。

平霍亂轉筋脉證第四

問曰：病有霍亂者何？師曰：嘔吐而利，此爲霍亂。

問曰：病者發熱，頭痛，身體疼，惡寒，而復吐利，當屬何病？師曰：當爲霍亂。霍亂吐利止，而復發熱也。傷寒，其脉微濇，本是霍亂，今是傷寒，却四五日，至陰經上，轉入陰必吐利。

轉筋爲病，其人臂脚直，脉上下行，微弦，轉筋入腹，雞屎白散主之。

平中風歷節脉證第五

夫風之爲病，當半身不遂，或但臂不遂者，此爲痺。脉微而數，中風使然。

頭痛脉滑者，中風。風脉虚弱也。

寸口脉浮而緊，緊則爲寒，浮則爲虚，虚寒相搏，邪在皮膚。浮者血虚，絡脉空虚，賊邪不瀉，或左或右，邪氣反緩，正氣則急，正氣引邪，喎僻不遂。邪在於絡，肌膚不仁。邪在於經，則重不勝。邪入於府，則不識人。邪入於藏，舌即難言，口吐於涎。

寸口脉遲而緩，遲則爲寒，緩則爲虚，榮緩則爲亡血，衛遲則爲中風，邪氣中經，則身癢而癮瘮，心氣不足，邪氣入中，則胸滿而短氣。

趺陽脉浮而滑，滑則穀氣實，浮則汗自出。

少陰脉浮而弱，弱則血不足，浮則爲風，風血相搏，則疼痛如掣，盛人脉澀小，短氣自汗出，歷節疼，不可屈伸，此皆飲酒汗出當風所致也。

寸口脉沉而弱，沉則主骨，弱則主筋，沉則爲腎，弱則爲肝，汗出入水中，如水傷心，歷節黄汗出，故曰歷節也。味酸則傷筋，筋傷則緩，名曰泄。鹹則傷骨，骨傷則痿，名曰枯，枯泄相搏，名曰斷泄。榮氣不通，衛不獨行，榮衛俱微，三焦無所御，四屬斷絶，身體羸瘦，獨足腫大，黄汗出，脛冷，假令發熱，便爲歷節也。病歷節，疼痛不可屈伸，烏頭湯主之。

諸肢節疼痛，身體魁瘰，脚腫如脱，頭眩短氣，温温欲吐，桂枝芍藥知母湯主之。

平血痹虚勞脉證第六

問曰：血痹從何得之？師曰：夫尊榮人骨弱肌膚盛，重因疲勞汗出，（起）卧不時動摇，加被微風，遂得之。形如風狀（巢原云：其狀如被微風所吹），但以脉自微濇在寸口，關上小緊，宜針引陽氣，令脉和，緊去則愈。

血痹陰陽俱微，寸口關上微，尺中小緊，外證身體不仁，如風狀，黄耆桂五物湯主之。

夫欲治病，當先知其證，何趣乃當攻之耳。

男子平人，脉大爲勞，極虚亦爲勞。

男子勞之爲病，其脉浮大，手足暖，春夏劇，秋冬差，陰寒精自出，（足）痠削不能行，少陰虚滿。

人年五十六十，其脉浮大者，痹俠背行，苦腸鳴，馬刀俠癭者，皆爲勞得之。

男子平人，脉虚弱細微者，喜盜汗出也。

男子面色薄者，主渴及亡血。卒喘悸，其脉浮者，裏虚也。

男子脉虚沉弦，無寒熱，短氣，裏急，小便不利，面色白，時時目瞑，此人喜衄，少腹滿，此爲勞使之然。

男子脉微弱而濇，爲無子，精氣清冷。

夫失精家，少腹弦急，陰頭寒，目睢痛（一云目眩），髪落，脉極虚芤遲，爲清穀，亡血，失精。

脉得諸芤動微緊，男子失精，女子夢交通，桂枝加龍骨牡蠣湯主之。

脉沉小遲，名脫氣。其人疾行則喘喝，手足逆寒，腹滿，甚則溏泄，食不消化也。

脉弦而大，弦則爲減，大則爲芤，減則爲寒，芤則爲虚，寒虚相搏，此名爲革，婦人則半産漏下，男子則亡血失精。

平消渴小便利淋脉證第七

師曰：厥陰之爲病，消渴，氣上衝心，心中疼熱，飢而不欲食，食即吐，下之不肯止。

寸口脉浮而遲，浮則爲虚，遲則爲勞，虚則衛氣不足，遲則榮氣竭。趺陽脉浮而數，浮則爲氣，數則消穀而緊（《要畧》：緊作大堅），氣盛則溲數，溲數則緊（《要畧》：作堅）。緊數相搏，則爲消渴。

男子消渴，小便反多，以飲一斗，小便一斗，腎氣圓主之。

師曰：熱在（一作：結）下焦則溺血，亦令人淋閉不通。淋之爲病，小便如粟狀，少腹弦急痛引臍中，寸口脉細而數，數則爲熱，細則爲寒，數爲強吐。趺陽脉數，胃中有熱，則消穀引食，大便必堅，小便則數。少陰脉數，婦人則陰中生瘡，男子則氣淋。淋家不可發汗，發汗則必便血。

平水氣黄汗氣分脉證第八

師曰：病有風水、有皮水、有正水、有石水、有黄汗。風水，其脉自浮，外證骨節疼痛，其人惡風；皮水，其脉亦浮，外證胕腫，按之没指，不惡風，其腹如鼓（如鼓，一作如故，不滿）不渴，當發其汗；正水，其脉沉遲，外證自喘；石水，其脉自沉，外證腹滿不喘；黄汗，其脉沉遲，身體發熱，胸滿，四肢頭面腫，久不愈，必致癰膿。

脉浮而洪，浮則爲風，洪則爲氣，風氣相搏，風强則爲癮瘮，身體爲癢，癢爲泄風，久爲痂癩。氣强則爲水，難以俛仰。風氣相擊，身體洪腫，汗出乃愈。惡風則虚，此爲風水；不惡風者，小便通利，上焦有寒，其口多涎，此爲黄汗。

寸口脉沉滑者，中有水氣，面目腫大有熱，名曰風水。視人之目裹上微擁，如新卧起狀，其頸脉動，時時欬，按其手足上，陷而不起者，風水。太陽病，脉浮而緊，法當骨節疼痛，而反不疼，身體反重而痠。其人不渴，汗出即愈，此爲風水。惡寒者，此爲極虚，發汗得之。渴而不惡寒者，此爲皮水。身腫而冷，狀如周痺，胸中窒，不能食，反聚痛，暮躁不眠，此爲黄汗，痛在骨節，欬而喘，不渴者，此爲脾脹，其形如腫，發汗即愈。然諸病此者，渴而下利，小便數者，皆不可發汗。

風水，其脉浮，浮爲在表，其人能食，頭痛汗出，表無佗病，病者言但下重，故從腰以上爲和，腰以下當腫及陰，難以屈伸，防己黄耆湯主之（一云：風水脉浮，身重汗出惡風者，防己黄耆湯主之）。

風水惡風，一身悉腫，脉浮不渴，續自汗出，而無大熱者，越婢湯主之。

師曰：裹水者，一身面目洪腫，其脉沉。小便不利，故令病水。假如小便自利，亡津液，故令渴也，越婢加术湯主之（一云：皮水，其脉沉，頭面浮腫，小便不利，故令病水，假令小便自利，亡津液，故令渴也）。

皮水之爲病，四肢腫，水氣在皮膚中，四肢聶聶動者，防己茯苓湯主之。

趺陽脉當伏，今反緊，本自有寒，疝瘕，腹中痛。醫反下之，下之則胸滿短氣。

趺陽脉當伏，今反數，本自有熱，消穀（一作：消渴），小便數，今反不利，此欲作水。

寸口脉浮而遲，浮脉熱，遲脉潜，熱潜相搏，名曰沉。趺陽脉浮而數，浮脉熱，數脉止，熱止相搏，名曰伏。沉伏相搏，名曰水。沉則絡脉虚，伏則小便難，虚難相搏，水走皮膚，則爲水矣。

寸口脉弦而緊，弦則衛氣不行，衛氣不行則惡寒，水不沾流，走在腸間。

少陰脉緊而沉，緊則爲痛，沉則爲水，小便即難。師曰：脉得諸沉者，當責有水，身體腫重，水病脉出者，死。

夫水病人，目下有卧蠶，面目鮮澤，脉伏，其人消渴，病水腹大，小便不利，其脉沉絶者，有水，可下之。

問曰：病下利後，渴飲水，小便不利，腹滿因腫者，何也？

答曰：此法當病水，若小便自利及汗出者，自當愈。

水之爲病，其脉沉小屬少陰。浮者爲風，無水虚脹者爲氣水，發其汗即已。沉者與附子麻黄湯，浮者與杏子湯。

心水者，其身重而少氣，不得卧，煩而躁，其陰大腫。

肝水者，其腹大，不能自轉側，脅下腹中痛，時時津液微生，小便續通。

肺水者，其身腫，小便難，時時鴨溏。

脾水者，其腹大，四肢苦重，津液不生，但苦少氣，小便難。

腎水者，其腹大臍腫，腰痛不得溺，陰下濕如牛鼻上汗，其足逆冷，面又瘦（一云：大便反堅）。

師曰：諸有水者，腰以下腫，當利小便；腰以上腫，當發汗乃愈。

師曰：寸口脉沉而遲，沉則爲水，遲則爲寒，寒水相搏，趺陽脉伏，水穀不化，脾氣衰則鶩溏，胃氣衰則身腫。少陽脉卑（革），少陰脉細，男子則小便不利，婦人則經水不通，經爲血，血不利則爲水，名曰血分（一云：水分）。

問曰：病者若水，面目身體四肢皆腫，小便不利，師脉之不言水，反言胸中痛，氣上衝咽，狀如炙肉，當微欬喘，審如師言，其脉何類？師曰：寸口脉沉而緊，沉爲水，緊爲寒，沉緊相搏，結在關元，始時當微，年盛不覺，陽衰之後，榮衛相干，陽損陰盛，結寒微動，緊氣上衝，喉咽塞噎，脅下急痛。醫以爲留飲而大下之，氣擊不去，其病不除。後重吐之，胃家虚煩，咽躁欲飲水，小便不利，水穀不化，面目手足浮腫，又與葶藶丸下水，當時如小差，食飲過度，腫復如前，胸脅苦痛，象若奔豚，其水揚溢，則浮欬喘逆。當先攻擊衝氣，令止，乃治欬，欬止自（其）喘自差。先治新病，病當在後（言當先治本病也，如治新病則病難已）。

黃汗之病，身體洪腫（一作：重），發熱，汗出而渴（而渴，一作不渴）狀如風水，汗沾衣，色正黃如蘗汗，其脉自沉。

問曰：黃汗之病，從何得之？師曰：以汗出入水中浴，水從汗孔入得之，黃耆芍藥桂枝苦酒湯主之。

黃汗之病，兩脛自冷，假令發熱，此屬歷節，食已汗出，又身常暮卧盜汗出者，此榮氣也。若汗出已，反發熱者，久久其身必甲错，發熱不止者，必生惡瘡。若身重，汗出已輒輕者，久久必身瞤，瞤則胸中痛，又從腰以上必汗出，下無汗，腰寬弛痛，如有物在皮中狀，劇者不能食，身疼重，煩躁，小便不利，此爲黃汗，桂枝加黃耆湯主之。

寸口脉遲而澀，遲則爲寒，澀爲血不足。趺陽脉微而遲，微則爲氣，遲則爲寒。寒氣不足，則手足逆冷，手足逆冷，則榮衛不利，榮衛不利則腹滿脅鳴相逐，氣轉膀胱，榮衛俱勞，陽氣不通則身冷，陰氣不通則骨疼。陽前通則惡寒，陰前通則痺不仁。陰陽相得，其氣乃行，大氣一轉，其氣乃散。實則失氣，虛則遺溺，名曰氣分。氣分，心下堅，大如盤，邊如旋杯，水飲所作，桂枝去芍藥加麻黃細辛附子湯主之。

心下堅，大如盤，邊如旋盤，水飲所作，枳實术湯主之。

平黃疸寒熱瘧脉證第九

凡黃候，其寸口脉近掌無脉，口鼻冷，并不可治。脉沉，渴欲飲水，小便不利者，皆發黃。

腹滿，舌痿黄，躁不得睡，屬黄家。

師曰：病黄疸，發熱煩喘，胸滿口燥者，以發病時，火刼其汗，兩熱所得。然黄家所得，從濕得之。一身盡發熱而黄，肚熱，熱在裏，當下之。

師曰：黄疸之病，當以十八日爲期，治之十日以上爲差，反劇爲難治。

又曰：疸而渴者，其疸難治；疸而不渴者，其疸可治，發於陰部，其人必嘔，發於陽部，其人振寒而發熱也。

師曰：諸病黄家，但利其小便，假令脉浮，當以汗解之，宜桂枝加黄耆湯。又男子黄，小便自利，當與小建中湯。

黄疸腹滿，小便不利，而赤自汗出，此爲表和裏實，當下之，宜大黄黄蘗梔子芒消湯。

黄疸病，小便色不變，欲自利，腹滿而喘，不可除熱，熱除必噦。噦者，小半夏湯主之。

夫病酒黄疸，必小便不利，其喉心中熱，足下熱，是其證也。

心中懊憹而熱，不能食，時欲吐，名曰酒疸。

酒黄疸者，或無熱，靖言了了，腹滿欲吐，鼻燥，其脉浮者，先吐之，沉弦者，先下之。

酒疸，心中熱，欲嘔者，吐之即愈。

酒疸，黄色，心下結熱而煩。

酒疸，下之，久久爲黑疸，目青面黑，心中如噉蒜虀狀，大便正黑，皮膚爪之不仁，其脉浮弱，雖黑微黄，故知之。

寸口脉微而弱。微則惡寒，弱則發熱，當發不發，骨節疼痛；當煩不煩，而極汗出。趺陽脉緩而遲，胃氣反強。

少陰脉微，微則傷精，陰氣寒冷，少陰不足，穀氣反強，飽則煩滿，滿則發熱，客熱消穀，發已復飢，熱則腹滿，微則傷精，穀強則瘦，名曰穀寒熱。

陽明病，脉遲者，食難用飽，飽則發煩。頭眩者，必小便難，此欲作穀疸。雖下之，腹滿如故，所以然者，脉遲故也。

師曰：寸口脉浮而緩，浮則爲風，緩則爲痺，痺非中風，四肢苦煩，脾色必黄，瘀熱以行。

趺陽脉緊而數，數則爲熱，熱則消穀，緊則爲寒，食即滿也。尺脉浮爲傷腎，趺陽脉緊爲傷脾。風寒相搏，食穀則眩，穀氣不消，胃中苦濁，濁氣下流，小便不通，陰被其寒，熱流膀胱，身體盡黄，名曰穀疸。

額上黑，微汗出，手足中熱，薄暮則發，膀胱急，小便自利，名曰女勞疸。腹如水狀不治。

黄家，日晡所發熱，而反惡寒，此爲女勞得之。膀胱急，少腹滿，身盡黄，額上黑，足下熱，因作黑疸。其腹脹如水狀，大便必黑，時溏，此女勞之病，非水也。腹滿者難治，消石礬石散主之。

夫瘧脉自弦也，弦數者多熱，弦遲者多寒，弦小緊者可下之，弦遲者可温藥，若脉緊數者，可發汗、針灸之。浮大者，吐之，脉弦數者，風發也，以飲食消息止之。

瘧病結爲癥瘕，名曰瘧母，鼈甲煎圓主之。

瘧但見熱者，温瘧也。其脉平，身無寒但熱，骨節疼煩，時嘔，朝發暮觧，暮發朝觧，名曰温瘧，白虎加桂枝湯主之。

瘧多寒者，牡瘧也，蜀漆散主之。

平胸痺心痛短氣賁豚脉證第十

師曰：夫脉當取太過與不及，陽微陰弦，則胸痺而痛。所以然者，責其極虚也。今陽虚知在上焦，所以胸痺心痛者，以其脉陰弦故也。

胸痺之病，喘息欬唾，胸背痛，短氣，寸口脉沉而遲，關上小緊數者，栝樓薤白白酒湯主之。

平人無寒熱，短氣不足以息者，實也。

賁豚病者，從少腹起，上衝咽喉，發作時欲死復止，皆從驚得。其氣上衝胸腹痛，及往來寒熱，賁豚湯主之。

師曰：病有賁豚，有吐膿，有驚怖，有火邪，此四部病，皆從驚發得之。

平腹滿寒疝宿食脉證第十一

趺陽脉微弦，法當腹滿，不滿者必下部閉塞，大便難，兩胠（一云：脚）疼痛，此虛寒從下上也，當以温藥服之。

病者腹滿，按之不痛爲虛，痛者爲實，可下之。舌黄未下者，下之黄自去。腹滿時減，減復如故，此爲寒，當與温藥。

趺陽脉緊而浮，緊則爲痛，浮則爲虛，虛則腸鳴，緊則堅滿。

雙脉弦而遲者，必心下堅，脉大而緊者，陽中有陰也，可下之。

病腹中滿痛，爲實，當下之。

腹滿不減，減不足言，當下之。

病腹滿發熱數十日，脉浮而數，飲食如故，厚朴三物湯主之（腹满痛，厚朴七物汤主之）。

寸口脉遲而緩，遲則爲寒，緩即爲氣，氣寒相搏，轉絞而痛。

寸口脉遲而澀，遲爲寒，澀爲無血。

夫中寒家喜欠，其人清涕出，發熱色和者，善嚏。

中寒，其人下利，以裏虛也，欲嚔不能，此人肚中寒（一作：痛）。

夫瘦人繞臍痛，必有風冷，穀氣不行，而反下之，其氣必衝，不衝者，心下則痞。

寸口脉弦者，則脅下俱急而痛，其人嗇嗇惡寒也。

寸口脉浮而滑，頭中痛。趺陽脉緩而遲，緩則爲寒，遲則爲虚，虚寒相搏，則欲食温，假令食冷，則咽痛。

寸口脉微，尺中緊而濇，緊則爲寒，微則爲虚，濇則血不足，故知發汗而復下之也。緊在中央，知寒尚在，此本寒氣，何爲發汗復下之耶？

夫脉浮而緊，乃弦，狀如弓弦，按之不移，脉數弦者，當下其寒。脅下偏痛，其脉緊弦，此寒也，以温藥下之，宜大黄附子湯。

寸口脉弦而緊，弦則衛氣不行，衛氣不行則惡寒，緊則不欲食，弦緊相搏，則爲寒疝。

趺陽脉浮而遲，浮則爲風，虚遲則爲寒疝。寒疝繞臍痛，若發則白汗出，手足厥寒，其脉沉弦者，大烏頭湯主之。

問曰：人病有宿食，何以别之？師曰：寸口脉浮大，按之反濇，尺中亦微而濇，故知有宿食。

寸口脉緊如轉索，左右無常者，有宿食。

寸口脉緊，即頭痛。風寒，或腹中有宿食不化。

脉滑而數者，實也。有宿食，當下之。

下利，不欲食者，有宿食，當下之。

大下後，六七日不大便，煩不鮮，腹滿痛，此有燥屎也。所以然者，本有宿食故也。

宿食在上管，當吐之。

平五藏積聚脉證第十二

問曰：病有積、有聚、有繫氣（繫，一作穀，下同），何謂也？師曰：積者，藏病也，終不移；聚者，府病也，發作有時，展轉痛移，爲可治；繫氣者，脅下痛，按之則愈，愈復發爲繫氣。夫病已愈，不得復發，今病復發，即爲繫氣也。

諸積大法，脉來細而附骨者，乃積也（細，一作結）。寸口，積在胸中。微出寸口，積在喉中。關上，積在臍傍。上關上，積在心下。微下關，積在少腹。尺，積在氣街。脉出在左，積在左，脉出在右，積在右，脉兩出，積在中央。各以其部處之。

診得肺積，脉浮而毛，按之辟易，脅下氣逆，背相引痛，少氣，善忘，目瞑，皮膚寒，秋差夏劇，主皮中時痛，如蝨緣之狀，甚者如針刺，時癢其色白。

診得心積，脉沉而芤，上下無常處，病胸滿悸，腹中熱，面赤嗌乾，心煩，掌中熱，甚即唾血，主身瘈瘲，主血厥，夏差冬劇，其色赤。

診得脾積，脉浮大而長，飢則減，飽則見，䐜起與穀爭減，心下累累如桃李，起見於外，腹滿嘔泄，腸鳴，四肢重，足脛腫，厥不能卧，是主肌肉損，其色黄。

診得肝積，脉弦而細，兩脅下痛，邪走心下，足腫寒，脅痛引少腹，男子積疝，女子瘕淋，身無膏澤，喜轉筋，爪甲枯黑，春差秋劇，其色青。

診得腎積，脉沉而急，苦脊與腰相引痛，飢則見，飽則減，少腹裏急，口乾，咽腫傷爛，目䀮䀮，骨中寒，主髓厥，善忘，其色黑。

寸口脉沉而横者，脅下及腹中有横積痛，其脉弦，腹中急痛，腰背痛相引，腹中有寒，疝瘕。脉弦緊而微細者，癥也。夫寒痺、癥瘕、積、聚之脉，皆弦緊。若在心下，即寸弦緊；在胃管，即關弦緊；在臍下，即尺弦緊（一曰：關脉弦長，有積在臍左右上下也）。

又脉癥法，左手脉横，癥在左，右手脉横，癥在右；脉頭大者，在上，頭小者，在下。

又法：横脉見左，積在右，見右，積在左。偏得洪實而滑，亦爲積。弦緊，亦爲積，爲寒痺，爲疝痛。內有積不見脉，難治。見一脉（一作脅）相應，爲易治，諸不相應，爲不治。

左手脉大，右手脉小，上病在左脅，下病在左足。

右手脉大，左手脉小，上病在右脅，下病在右足。

脉弦而伏者，腹中有癥，不可轉也，必死不治。

脉來細而沉，時直者，身有癰腫，若腹中有伏梁。

脉來小沉而實者，胃中有積聚，不下食，食即吐。

平驚悸衄吐下血胸滿瘀血脉證第十三

寸口脉動而弱，動則爲驚，弱則爲悸。

趺陽脉微而浮，浮則胃氣虚，微則不能食。此恐懼之脉，憂迫所作也，驚生病者，其脉止而復來，其人目睛不轉，不能呼氣，寸口脉緊，趺陽脉浮，胃氣則虚。

寸口脉緊，寒之實也。寒在上焦，胸中必滿而噫。胃氣虚者，趺陽脉浮，少陽脉緊，心下必悸。何以言之？寒水相摶，二氣相爭，是以悸。

脉得諸澀濡弱，爲亡血。

寸口脉弦而大，弦則爲減，大則爲芤。減則爲寒，芤則爲虚，寒虚相摶，此名爲革，婦人則半産漏下，男子則亡血。

亡血家不可攻其表，汗出則寒慄而振。

問曰：病衄連日不止，其脉何類？師曰：脉來輕輕在肌肉，尺中自溢（一云：尺脉浮），目睛暈黄，衄必未止，暈黄去，目睛慧了，知衄今止。

師曰：從春至夏發衄者太陽，從秋至冬發衄者陽明。

寸口脉微弱，尺脉澀弱，則發熱，澀爲無血，其人必厥，微嘔。夫厥，當眩不眩，而反頭痛，痛爲實，下虚上實，必衄也。

太陽脉大而浮，必衄、吐血。

病人面無血色，無寒熱，脉沉弦者，衄也。

衄家，不可發其汗，汗出必額上促急而緊，直視而不能眴，不得眠。

脉浮弱，手按之絶者，下血煩欬者，必吐血。

寸口脉微而弱，氣血俱虚，男子則吐血，女子則下血嘔吐，汗出者爲可治。

趺陽脉微而弱，春以胃氣爲本，吐利者，爲可不者，此爲有水氣，其腹必滿，小便則難。

病人身熱，脉小絶者，吐血，若下血，婦人亡經，此爲寒，脉遲者，胸上有寒，悸氣喜唾。

脉有陰陽，趺陽、少陰脉皆微，其人不吐下，必亡血。

脉沉爲在裏，榮衛内結，胸滿，必吐血。

男子盛大，其脉陰陽微，趺陽亦微，獨少陰浮大，必便血而失精。設言淋者，當小便不利。

趺陽脉弦，必腸痔下血。

病人胸滿，唇痿，舌青，口燥，其人但欲漱水不欲嚥，無寒熱，脉微大來遲，腹不滿，其人言我滿，爲有瘀血。當汗出不出，内結亦爲瘀血。病者如熱狀，煩滿口乾燥而渴，其脉反無熱，此爲陰伏，是瘀血也，當下之。

下血，先見血，後見便，此近血也；先見便，後見血，此遠血也。

平嘔吐噦下利脉證第十四

嘔而脉弱，小便復利，身有微熱，見厥者，難治。

趺陽脉浮者，胃氣虚，寒氣在上，憂氣在下，二氣并爭，但出不入，其人即嘔而不得食，恐怖而死，寬緩即差。

夫嘔家有癰膿者，不可治嘔，膿盡自愈。

先嘔却渴者，此爲欲解。先渴却嘔者，爲水停心下，此屬飲家。

嘔家本渴，今反不渴者，以心下有支飲也。

問曰：病人脉數，數爲熱，當消穀引食，而反吐者，何也？

師曰：以發其汗，令陽微，膈氣虚，脉乃數，數爲客熱，不能消穀，胃中虚冷，故吐也。

陽緊陰數，其人食已即吐，陽浮而數，亦爲吐。

寸緊尺澀，其人胸滿，不能食而吐，吐止者爲下之，故不能食，設言未止者，此爲胃反，故尺爲之微澀也。

寸口脉緊而芤，緊則爲寒，芤則爲虚，虚寒相搏，脉爲陰結而遲，其人則噎。關上脉數，其人則吐。

脉弦者，虚也。胃氣無餘，朝食暮吐，變爲胃反，寒在於上，醫反下之，今脉反弦，故名曰虚。

趺陽脉微而濇，微則下利，濇則吐逆，穀不得入也。

寸口脉微而數，微則無氣，無氣則榮虚，榮虚則血不足，血不足則胸中冷。趺陽脉浮而濇，浮則爲虚，濇則傷脾，脾傷則不磨，朝食暮吐，暮食朝吐，宿穀不化，名曰胃反。脉緊而濇，其病難治。

夫吐家，脉來形狀如新卧起。

病人欲吐者，不可下之。

嘔吐而病在膈上，後思水者，解，急與之，思水者，猪苓散主之。噦而腹滿，視其前後，知何部不利，利之即愈。

夫六府氣絶於外者，手足寒，上氣，脚縮。五藏氣絶於内者，下利不禁，下甚者，手足不仁。

下利，脉沉弦者，下重，其脉大者，爲未止。脉微弱數者，爲欲自止，雖發熱不死。

脉滑，按之虚絶者，其人必下利。

下利，有微熱，其人渴，脉弱者，今自愈。

下利，脉數，若微發熱，汗自出者，自愈。設脉復緊，爲未解。

下利，寸脉反浮數，尺中自濇，其人必清膿血。

下利，手足厥，無脉，灸之不温，若脉不還，反微喘者，死。

少陰負趺陽者，爲順也。

下利，脉數而浮（一作渴）者，今自愈，設不差，其人必清膿血，以有熱故也。

下利後，脉絶，手足厥冷，晬時脉還，手足温者生；脉不還者，死。

下利，脉反弦，發熱身汗者，自愈。

下利，氣（熱）者，當利其小便。

下利清穀，不可攻其表，汗出必脹滿，其藏寒者，當下之。

下利，脉沉而遲，其人面少赤，身有微熱。

下利清穀，必鬱冒，汗出而解，其人微厥。所以然者，其面戴陽，下虚故也。

下利，腹脹滿，身體疼痛，先温其裏，乃攻其表。

下利，脉遲而滑者，實也。利未欲止，當下之。

下利，脉反滑者，當有所去，下乃愈。

下利差，至其年、月、日、時復發，此爲病不盡，當復下之。

下利而譫語者，爲有燥屎也，宜下之。

下利而腹痛滿，爲寒實，當下之。

下利，腹中堅者，當下之。

下利後更煩，按其心下濡者，爲虚煩也。

下利後，脉三部皆平，按其心下堅者，可下之。

下利，脉浮大者，虚也，以強下之故也。設脉浮革，因爾腸鳴，當温之。

病者痿黄，躁而不渴，胃中寒實，而下利不止者，死。

夫風寒下者，不可下之。下之後，心下堅痛。脉遲者，爲寒，但當温之。脉沉緊，下之亦然。脉大浮弦，下之當已。

平肺痿肺癰欬逆上氣痰飲脉證第十五

問曰：熱在上焦者，因欬爲肺痿。肺痿之病，從何得之？

師曰：或從汗出，或從嘔吐，或從消渴，小便利數，或從便難，數被駃藥下利，重亡津液，故得之。

寸口脉不出，而反發汗，陽脉早索，陰脉不澀，三焦踟躕，入而不出，陰脉不澀，身體反冷，其内反煩，多唾，唇燥，小便反難，此爲肺痿。傷於津液，便如爛瓜，亦如豚腦，但坐發汗故也。

肺痿，其人欲欬不得欬，欬則出乾沫，久久小便不利，甚則脉浮弱。

肺痿吐涎沫而不欬者，其人不渴，必遺溺，小便數。所以然者，以上虛不能制下也。此爲肺中冷，必眩，多涎唾，甘草乾姜湯以温其藏。

師曰：肺痿欬唾，咽燥欲飲水者，自愈。自張口者，短氣也。

欬而口中自有津液，舌上胎滑，此爲浮寒，非肺痿也。

問曰：寸口脉數，其人欬，口中反有濁唾涎沫者，何也？

師曰：此爲肺痿之病。若口中辟辟燥，欬則胸中隱隱痛，脉反滑數，此爲肺癰。

欬唾膿血，脉數虚者，爲肺痿，脉數實者，爲肺癰。

問曰：病欬逆，脉之何以知此爲肺癰？當有膿血，吐之則死，後竟吐膿死。其脉何類？

師曰：寸口脉微而數，微則爲風，數則爲熱；微則汗出，數則惡寒，風中於衛，呼氣不入；熱過於榮，吸而不出。風傷皮毛，熱傷血脉。風舍於肺，其人則欬，口乾喘滿，咽燥不渴，多唾濁沫，時時振寒，熱之所過，血爲凝滯，畜結癰膿，吐如米粥，始萌可救，膿成則死。

欬而胸滿，振寒脉數，咽乾不渴。時時出濁唾腥臭，久久吐膿如粳米粥者，爲肺癰，桔梗湯主之。

肺癰，胸滿脹，一身面目浮腫，鼻塞清涕出，不聞香臭酸辛，欬逆上氣，喘鳴迫塞，葶藶大棗瀉肺湯主之。

寸口脉數，趺陽脉緊，寒熱相摶，故振寒而欬。趺陽脉浮緩，胃氣如經，此爲肺癰。

問曰：振寒發熱，寸口脉滑而數，其人飲食起居如故，此爲癰腫病。醫反不知，而以傷寒治之，應不愈也。

何以知有膿？膿之所在，何以別知其處？

師曰：假令膿在胸中者，爲肺癰。其人脉數，欬唾有膿血。設膿未成，其脉自緊數。緊去但數，膿爲已成也。

夫病吐血，喘欬上氣，其脉數有熱，不得卧者，死。上氣，面浮腫，肩息，其脉浮大，不治。又加利尤甚。

上氣躁而喘者，屬肺脹。欲作風水，發汗則愈（一云：欬而上氣，肺脹，其脉沉，心下有水氣也，《要畧》《千金》《外臺》沉作浮）。

夫酒客欬者，必致吐血，此坐極飲過度所致也。

欬家，脉弦爲有水，可與十棗湯下之。欬而脉浮，其人不欬不食，如是四十日乃已（一云：三十日）。欬而時發熱，脉卒弦者，非虛也。此爲胸中寒實所致也，當吐之。欬家，其脉弦，欲行吐藥，當相人強弱而無熱，乃可吐之。其脉沉者，不可發汗。久欬數歲，其脉弱者，可治；實大數者，不可治。其脉虛者，必苦冒，其人本有支飲在胸中故也，治屬飲家。

問曰：夫飲有四，何謂也？師曰：有淡飲（一云：留飲），有懸飲，有溢飲，有支飲。問曰：四飲何以爲異？師曰：其人素盛今瘦，水走腸間，瀝瀝有聲，謂之淡飲；飲後水流在脅下，欬唾引痛，謂之懸飲；飲水流行，歸於四肢，當汗出而不汗出，身體疼重，謂之溢飲；欬逆倚息，短氣不得卧，其形如腫，謂之支飲。

留飲者，脅下痛引缺盆，欬嗽轉盛（一云：輒已）。

胸中有留飲，其人短氣而渴，四肢歷節痛，其脉沉者，有留飲。夫心下有留飲，其人背寒，冷大如手。

病者脉伏，其人欲自利，利者反快。雖利，心下續堅滿，此爲留飲欲去故也，甘遂半夏湯主之。

病淡飲者，當以溫藥和之。

心下有淡飲，胸脅支滿，目眩，甘草（草一作遂）湯主之。

病溢飲者，當發其汗，小青龍湯主之。

支飲亦喘，而不能卧，加短氣，其脉平也。

膈間支飲，其人喘滿，心下痞堅，面色黧黑，其脉沉緊，得之數十日，醫吐下之，不愈，朮防己湯主之。

心下有支飲，其人苦冒眩，澤瀉湯主之。

嘔家本渴，渴者爲欲解，今反不渴，心下有支飲故也，小半夏湯主之。

夫有支飲家，欬煩胸中痛者，不卒死，至一百日或一歲，可與十棗湯。

膈上之病，滿喘欬吐，發則寒熱，背痛，腰疼，目泣自出（目泣自出一作目眩），其人振振身瞤劇，必有伏飲。

夫病人飲水多，必暴喘滿，凡食少飲多，心下水停，甚者則悸，微者短氣。

脉雙弦者，寒也。皆大下後喜虛。脉偏弦者，飲也。肺飲不弦，但喜喘短氣。

病人一臂不隨，時復轉移在一臂，其脉沉細，非風也。必有飲在上焦，其脉虛者，爲微勞，榮衛氣不周故也，久久自差（一云：冬自差）。腹滿，口苦乾燥，此腸間有水氣也，防己椒目葶藶大黄丸主之。

假令瘦人臍下悸，吐涎沫而癲眩者，水也，五苓散主之。

先渴却嘔，爲水停心下，此屬飲家，半夏加茯苓湯主之。

水在心，心下堅築短氣，惡水不欲飲。水在肺，吐涎沫欲飲水。水在脾，少氣身重。水在肝，脅下支滿，嚏而痛。水在腎，心下悸。

平癰腫腸癰金瘡侵淫脉證第十六

脉數，身無熱，内有癰也［一云：腹無積聚，身體（一本作無）熱，脉數，此爲腸有膿，薏苡附子敗醬湯主之］。

諸浮數脉，應當發熱，而反洒淅惡寒，若有痛處，當發其癰。

脉微而遲，必發熱，弱而數，爲振寒，當發癰腫。

脉浮而數，身體無熱，其形嘿嘿，胸中微躁（一作胃中微燥），不知痛之所在，此人當發癰腫。

脉滑而數，數則爲熱，滑則爲實，滑則主榮，數則主衛，榮衛相逢，則結爲癰。熱之所過，則爲膿也。

師曰：諸癰腫，欲知有膿與無膿，以手掩腫上，熱者爲有膿，不熱者爲無膿。

問曰：官羽林婦病，醫脉之，何以知婦人腸中有膿，爲下之則愈？師曰：寸口脉滑而數，滑則爲實，數則爲熱，滑則爲榮，數則爲衛，衛數下降，榮滑上升。榮衛相干，血爲濁敗，少腹痞堅，小便或澀，或時汗出，或復惡寒，膿爲已成。設脉遲緊，聚爲瘀血，血下則愈。

腸癰之爲病，其身體甲错，腹皮（一作支）急，按之濡如腫狀。腸癰者，少腹腫，按之則痛，小便數如淋，時時發熱，自汗出，復惡寒，其脉遲緊者，膿未成，可下之，當有血。脉洪數者，膿已成，不可下也，大黄牡丹湯主之。

問曰：寸口脉微而澀，法當亡血，若汗出，設不汗者云何？答曰：若身有瘡，被刀器所傷，亡血故也。

侵淫瘡，從口起流向四肢者，可治；從四肢流來入口者，不可治之。

新刊王氏脉經卷第九

朝散大夫守光禄卿直秘閣判登聞檢院上護軍臣林億　等類次

平妊娠分別男女將産諸證第一

脉平而虚者，乳子法也。《經》云：陰搏陽别，謂之有子。此是血氣和調，陽施陰化也。診其手少陰脉動甚者，妊子也。少陰，心脉也。心主血脉，又腎名胞門子戶，尺中腎脉也，尺中之脉，按之不絶，法妊娠也。三部脉沉浮正等，按之無絶者，有娠也。妊娠初時，寸微小，呼吸五至。三月而尺數也。脉滑疾，重以手按之散者，胎已三月也。脉重手按之不散，但疾不滑者，五月也。婦人妊娠四月，欲知男女法，左疾爲男，右疾爲女，俱疾爲生二子。

又法：得太陰脉爲男，得太陽脉爲女。太陰脉沉，太陽脉浮。

又法：左手沉實爲男，右手浮大爲女。左右手俱沉實，猥生二男，左右手俱浮大，猥生二女。

又法：尺脉左偏大爲男，右偏大爲女。左右俱大産二子。大者如實狀。

又法：左右尺俱浮，爲産二男，不爾則女作男生。左右尺俱沉爲産二女，不爾則男作女生也。

又法：遣妊娠人面南行，還復呼之，左回首者是男，右回首者是女也。

又法：看上圊時，夫從後急呼之，左回首是男，右回首是女也。

又法：婦人妊娠，其夫左乳房有核是男，右乳房有核是女也。

婦人懷娠離經，其脉浮，設腹痛引腰脊，爲今欲生也。但離經者，不病也。

又法：婦人欲生，其脉離經，夜半覺，日中則生也。

平姙娠胎動血分水分吐下腹痛證第二

婦人懷胎，一月之時，足厥陰脉養。二月，足少陽脉養。三月，手心主脉養。四月，手少陽脉養。五月，足太陰脉養。六月，足陽明脉養。七月，手太陰脉養。八月，手陽明脉養。九月，足少陰脉養。十月，足太陽脉養。諸陰陽各養三十日活兒。手太陽、少陰不養者，下主月水，上爲乳汁，活兒養母。懷娠者，不可灸刺其經，必墮胎。

婦人懷娠三月而渴，其脉反遲者，欲爲水分。復腹痛者，必墮胎。

脉浮汗出者，必閉。其脉數者，必發癰膿。五月、六月脉數者，必向壞。脉緊者，必胞漏。脉遲者，必腹滿而喘。脉浮者，必水壞爲腫。

問曰：有一婦人，年二十所，其脉浮數，發熱嘔欬，時下利，不欲食。脉復浮，經水絶，何也？師曰：法當有娠。何以故？此虚家法當微弱，而反浮數，此爲戴陽。陰陽和合，法當姙娠，到立秋，熱當自去。何以知然？數則爲熱，熱者是火，火是木之子，死於未，未爲六月位，土王，火休廢，陰氣生，秋節氣至，火氣當罷，熱自除去，其（病即）愈。師曰：乳後三月有所見，後三月來，脉無所見，此便是軀。有兒者護之，恐病利也，何以故？懷妊陽氣内養，乳中虚冷，故令兒利。

婦人懷娠，六月、七月，脉弦發熱，其胎踰腹，腹痛惡寒，寒者小腹如扇之狀。所以然者，子藏閉故也，當以附子湯温其藏。

婦人妊娠七月，脉實大牢强者生，沉細者死。

婦人妊娠八月，脉實大牢强弦緊者生，沉細者死。

婦人懷軀六月、七月，暴下斗餘水，其胎必倚而墮。此非時，孤漿預下故也。

師曰：寸口脉洪而澀，洪則爲氣，澀則爲血。氣動丹田，其形即温。澀在於下，胎冷若冰。陽氣胎活，陰氣必終。欲别陰陽，其下必殭。假令陽終，畜然若杯。

問曰：婦人妊娠病，師脉之，何以知此婦人雙胎，其一獨死，其一獨生？而爲下其死者，其病即愈，然後竟免軀，其脉何類？（何以）别之？

師曰：寸口脉，衛氣平調，榮氣緩舒，陽施陰化，精盛有餘，陰陽俱盛，故成雙軀。今少陰微緊，血即濁凝，經養不周，胎則偏夭。少腹冷滿，膝臏疼痛，腰重起難，此爲血理。若不早去，害母失胎。

師曰：婦人有胎腹痛，其人不安，若胎病不長，欲知生死，令人摸之，如覆杯者則男，如肘頭參差起者女也。冷在何面？冷者爲死，温者爲生。

師曰：婦人有漏下者，有中（半）生後，因續下血，都不絶者，有妊娠下血者。假令妊娠腹中痛，爲胞漏（一云：阻）膠艾湯主之。

婦人妊娠經斷三月，而得漏下，下血四十日不止，胎欲動，在於臍上，此爲妊娠六月動者，前三月經水利時，胎也；下血者，後斷三月衃也。所以下血不止者，其癥不去故也。當下其癥，宜桂枝茯苓圓。

問曰：婦人病，經水斷一二月，而反經來，今脉反微濇，何也？師曰：此前月中，若當下利，故令妨經。利止，月經當自下，此非軀也。

婦人經自斷而有軀，其脉反弦，恐其後必大下，不成軀也。

婦人懷軀，七月而不可知，時時衄血而轉筋者，此爲軀也。衄時嚏而動者，非軀也。

脉來近去遠，故曰反。以爲有軀，而反斷，此爲有陽無陰故也。

婦人經月下，但爲微少。師脉之，反言有軀，其後審然，其脉何類？何以別之？師曰：寸口脉陰陽俱平，榮衛調和，按之滑，浮之則輕，陽明、少陰，各如經法，身反洒淅，不欲食飲，頭痛心亂，嘔噦欲吐，呼則微數，吸則不驚，陽多氣溢，陰滑氣盛，滑則多實，六經養成，所以月見，陰見陽精，汁凝胞散，散者損墮。設復陽盛，雙妊二胎。今陽不足，故令激經也。

婦人妊娠小便難，飲如故，當歸貝母苦參圓主之。

婦人妊娠有水氣，身重，小便不利，洒洒惡寒，起即頭眩，葵子茯苓散主之。

婦人妊娠，宜服當歸散。即易産無疾苦。

師曰：有一婦人來診（一作脉），自道經斷不來。師言：一月爲衃，二月爲血，三月爲居經，是定作軀也，或爲血積，譬如雞乳子，熱者爲禄，寒者多濁，且當須後月復來，經當入月幾日來。假令以七日所來，因言且須後月十日所來相問。設其主復來者，因脉之，脉反沉而澀，因問曾經半生，若漏下亡血者，定爲有軀。其人言實有宜是，當護之。今經微弱，恐復不安。設言當奈何？當爲合藥以治之？

師曰：有一婦人來診，自道經斷，即去。師曰：一月血爲閉，二月若有若無，三月爲血積，譬如雞伏子，中寒即濁，中熱即禄，欲令胎壽，當治其母，俠寒懷子，命則不壽也。譬如雞伏子，試取雞一毛拔去，覆子不遍，中寒者濁。今夫人有軀，少腹寒，手掌反逆，奈何得有軀？婦人因言，當奈何？師曰：當與温經湯。設與夫家俱來者，有軀。與父母家俱來者，當言寒多，久不作軀。

師曰：有一婦人來診，因言陰陽俱和調，陽氣長，陰氣短，但出不入，去近來遠，故曰反。以爲有軀，偏反血斷，斷來幾日，假令審實者，因言急當治，恐經復下。設令宫中人，若寡婦無夫，曾夜夢寐交通，邪氣或懷久作癥瘕，急當治，下服二湯。設復不愈，因言髮湯，當中。下胎而反不下，此何等意邪？可使且將視赤烏（一作赤馬）。

師曰：若宫里張氏不差，復來相問（臣億等詳此文理脱誤，不屬無，本可校以示闕疑，餘皆仿於此）。

師曰：脉婦人得平脉，陰脉小弱，其人渴，不能食，無寒熱，名爲軀，桂枝主之，法六十日當有娠。設有醫治逆者，却一月加吐下者，則絶之。方在《傷寒》中。

婦人脉平而虚者，乳子法也。平而微者實，奄續法也。而反微澀，其人不亡血、下利，而反甚，其脉虚，俱坐乳大兒及乳小兒，此自其常，不能令甚虚竭，病與亡血虚等，必眩冒而短氣也。

師曰：有一婦人好裝衣來診，而得脉澀，因問曾乳子下利，乃當得此脉耳，曾半生漏下者，可。設不者，經斷三月、六月。設乳子漏下，可爲奄續，斷小兒勿乳，須利止復來相問，脉之（以上俱有脱誤）。

師曰：寸口脉微遲，尺微於寸，寸遲爲寒，在上焦，但當吐耳。今尺反虚，復爲強下之，如此，發胸滿而痛者，必吐血，少腹痛，腰脊痛者，必下血。師曰：寸口脉微而弱，氣血俱虚，若下血，嘔吐，汗出者可；不者，趺陽脉微而弱。春以胃氣爲本，吐利者，可；不者，此爲水氣，其腹必滿，小便則難。

婦人常嘔吐而胃反，若常喘（一作多唾）其經又斷，設來者，必少。

師曰：有一婦人，年六十所，經水常自下，設久得病利，少腹堅滿者爲難治。

師曰：有一婦人來診，言經水少，不知前者，何也？師曰：曾更下利，若汗出、小便利者，可。何以故？師曰：亡其津液，故令經水少。設經下反多於前者，當所苦困，當言恐大便難，身無復汗也。

師曰：寸口脉沉而遲，沉則爲水，遲則爲寒，寒水相搏，趺陽脉伏，水穀不化，脾氣衰則鶩溏，胃氣衰則身體腫。少陽脉畀（革），少陰脉細，男子則小便不利，婦人則經水不通。經爲血。血不利則爲水，名曰血分（一作水分）。

師曰：寸口脉沉而數，數則爲出，沉則爲入，出則爲陽實，入則爲陰結。趺陽脉微而弦，微則無胃氣，弦則不得息。少陰脉沉而滑，沉則爲在裏，滑則爲實，沉滑相搏，血結胞門，其藏不瀉，經絡不通，名曰血分。

問曰：病有血分，何謂也？師曰：經水前斷，後病水，名曰血分，此病爲難治。

問曰：病有水分，何謂也？師曰：先病水，後經水斷，名曰水分，此病易治。何以故？去水，其經自當下。

脉濡而弱，弱反在關，濡反在顛。遲在上，緊在下。遲則爲寒，名曰渾。陽濁則濕，名曰霧。緊則陰氣慄，脉反濡弱，濡則中濕，弱則中寒，寒濕相搏，名曰痺。腰脊骨節苦煩，肌爲不仁，此當爲痺。而反懷軀，遲歸經，體重，以下脚爲胕腫，按之没指，腰冷不仁，此爲水懷。喘則倚息，小便不通，緊脉爲嘔，血氣無餘，此爲水分。榮衛乖亡，此爲非軀。

平産後諸病鬱冒中風發熱煩嘔下利證第三

問曰：新産婦人有三病：一者病痓（亦作痙），二者病鬱冒，三者大便難。何謂也？師曰：新産亡血虚，多汗出，喜中風，故令病痓。何故鬱冒？師曰：亡血復汗，寒多，故令鬱冒。何故大便難？師曰：亡津液，胃燥，故大便難。産婦鬱冒，其脉微弱，嘔不能食，大便反堅，但頭汗出，所以然者，血虚而厥，厥而必冒，冒家欲解，必大汗出，以血虚下厥，孤陽上出，故但頭汗出。所以生婦喜汗出者，亡陰血虚，陽氣獨盛，故當汗出，陰陽乃復。所以便堅者，嘔不能食也，小柴胡湯主之，病解能食。七八日而更發熱者，此爲胃熱氣實，承氣湯主之。方在《傷寒》中。

婦人產得風，續之數十日不解，頭微痛，惡寒，時時有熱，心下堅，乾嘔，汗出，雖久，陽旦證續在，可與陽旦，方在《傷寒》中，桂枝是也。

婦人產後，中風發熱，面正赤，喘而頭痛，竹葉湯主之。

婦人產後腹中㽲痛，可與當歸羊肉湯。

師曰：產婦腹痛，煩滿不得卧，法當枳實芍藥散主之。假令不愈者，此爲腹中有乾血著臍下，與下瘀血湯。

婦人產後七八日，無太陽證，少腹堅痛，此惡露不盡，不大便四五日，趺陽脉微實再倍，其人發熱，日晡所煩燥者，不能食，譫語，利之則愈，宜承氣湯。以熱在裏，結在膀胱也。方在《傷寒》中。

婦人產中虛，煩亂嘔逆，安中益氣，竹皮大圓主之。

婦人熱利重下，新產虛極，白頭翁加甘草湯主之（《千金方》又加阿膠）。

平帶下絶產無子亡血居經證第四

師曰：婦人帶下六極之病，脉浮則爲腸鳴腹滿，緊則爲腹中痛，數則爲陰中癢，痛則生瘡，弦則陰疼掣痛。

師曰：帶下有三門，一曰胞門，二曰龍門，三曰玉門。已產屬胞門，未產屬龍門，未嫁女屬玉門。

問曰：未出門女有三病，何謂也？師曰：一病者，經水初下，陰中熱，或有當風，或有扇者。二病者，或有以寒水洗之。三病者，或見丹下，驚怖得病，屬帶下。

師曰：婦人帶下，九實中事，假令得鼠乳之病，劇易，當劇有期，當庚辛爲期，餘皆倣此（疑有脱誤）。

問曰：有一婦人，年五十所，病但苦背痛，時時腹中痛，少食多厭，喜䐜脹，其脉陽微關尺小緊，形脉不相應，願知所説？師曰：當問病者飲食何如。假令病者言，我不欲飲食，聞穀氣臭者，病爲在上焦。假令病者言，我少多爲欲食，不食亦可，病爲在中焦。假令病者言，我自飲食如故，病爲在下焦，爲病屬帶下，當以帶下治之。

婦人帶下，經水不利，少腹滿痛，經一月再見，土瓜根散主之。

婦人帶下，脉浮，惡寒，漏下者，不治。

師曰：有一婦人將一女子年十五所來問診。言女年十四時經水自下，今經反斷，其母言恐怖。師曰：言此女爲是夫人親女非耶？若親者，當相爲説之。婦人因答言：自是女爾。師曰：所以問者無他，夫人年十四時，亦以經水下，所以斷，此爲避年，勿怪，後當自下（疑有脱誤）。

婦人少腹冷，惡寒久，年少者得之，此爲無子；年大者得之，絶産。

師曰：脉微弱而澀，年少得此爲無子，中年得此爲絶産。

師曰：少陰脉浮而緊，緊則疝瘕，腹中痛，半産而墮傷；浮則亡血，絶産，惡寒。

師曰：肥人脉細，胞有寒，故令少子。其色黄者，胸上有寒。

婦人少腹磈（音衰）磊（力罪切）轉痛，而復自解，發作無常，經反斷，膀胱中結堅急痛，下引陰中氣衝者，久必兩脅拘急。

問曰：婦人年五十所，病下利，數十日不止，暮則發熱，少腹裏急痛，腹滿，手掌熱，脣口乾燥，何也？師曰：此病屬帶下。何以故？曾經半産，瘀血在少腹中不去。何以知之？其證脣口乾燥，故知之，當與温經湯。

問曰：婦人病下利，而經水反斷者，何也？師曰：但當止利，經自當下，勿怪。所以利不止而血斷者，但下利亡津液，故經斷。利止，津液復，經當自下。

婦人血下，咽乾而不渴，其經必斷，此榮不足，本自有微寒，故不引飲。渴而引飲者，津液得通，榮衛自和，其經必復下。

師曰：寸口脉微而澀，微則衛氣不足，澀則血氣無餘。衛不足，其息短，其形燥。血不足，其形逆。榮衛俱虛，言語謬誤。趺陽脉浮而澀，澀則胃氣虛，虛則短氣，咽燥而口苦，胃氣澀則失液。少陰脉微而遲，微則無精，遲則陰中寒。澀則血不來，此爲居經，三月一來。

師曰：脉微，血氣俱虛，年少者，亡血也。乳子下利，爲可；不者，此爲居經，三月一來。

問曰：婦人姙娠三月，師脉之，言此婦人非軀，今月經當下。其脉何類？何以別之？師曰：寸口脉衛浮而大，榮反而弱，浮大則氣強，反弱則少血，孤陽獨呼，陰不能吸，二氣不停，衛降榮竭，陰爲積寒，陽爲聚熱，陽盛不潤，經絡不足，陰虛陽往（一作實），故令少血。時發洒淅，咽燥汗出，或溲稠數，多唾涎沫，此令重虛。

津液漏泄，故知非軀。畜煩滿洫，月禀一經，三月一來，陰盛則瀉，名曰居經。

問曰：婦人年五十所，一朝而清血，二三日不止，何以治之？師曰：此婦人前絶生，經水不下，今反清血，此爲居經，不須治，當自止。經水下常五日止者，五日愈。

婦人月經一月再來者，經來其脉欲自知常而反微，不利，不汗出者，其經二月必來（疑有脱誤）。

平鬱冒五崩漏下經閉不利腹中諸病證第五

問曰：婦人病經水適下而發其汗，則鬱冒不知人，何也？師曰：經水下，故爲裏虚，而發其汗，爲表復虚，此爲表裏俱虚，故令鬱冒也。

問曰：婦人病如癲疾鬱冒，一日二十餘發。師脉之，反言帶下，皆如師言，其脉何類？何以別之？師曰：寸口脉濡而緊，濡則陽氣微，緊則榮中寒，陽微衛氣虚，血竭凝寒，陰陽不和，邪氣舍於榮衛。疾（疾一作候）起年少時，經水來以合房室，移時過度，精感命門開，經下血虚，百脉皆張，中極感陽動，微風激成寒，因虚舍榮衛，冷積於丹田，發動上衝，奔在胸隔，津液掩口入，涎唾涌溢出，眩冒狀如厥，氣衝髀裏熱，粗醫名爲癲，灸之因大劇。

問曰：婦人病苦氣上衝胸，眩冒，吐涎沫，髀裏氣衝熱。師脉之，不名帶下，其脉何類？何以別之？師曰：

寸口脉沉而微，沉則衛氣伏，微則榮氣絶，陽伏則爲癊，陰絶則亡血。病當小便不利，津液閉塞，今反小便通，微汗出，沉變爲寒，欬逆嘔沫，其肺成痿，津液竭少，亡血損經絡，因寒爲氣厥，手足苦痺，氣從丹田起，上至胸脅，沉寒怫鬱於上，胸中窒塞，氣歷陽部，面翕如醉，形體似肥，此乃浮虚。醫反下之，長針，復重虚榮衛，久發眩冒，故知爲血厥也。

問曰：五崩何等類？師曰：白崩者形如涕，赤崩者形如絳津，黄崩者形如爛瓜，青崩者形如蓝色，黑崩者形如衃血也。

師曰：有一婦人來，脉反得微濇，法當吐，若下利而言不因言夫人年幾何？夫人年七七四十九，經水當斷，反至今不止，以故致此虚也。

寸口脉弦而大，弦則爲減，大則爲芤，減則爲寒，芤則爲虚，寒虚相搏，脉則爲革，婦人則半産漏下，旋復花湯主之。

婦人陷經漏下黑不鮮，膠薑湯主之。

婦人經水不利，抵當湯主之。在《傷寒》中。

婦人經水閉不利，藏堅僻不止，中有乾血，下白物，礬石圓（主之）。

婦人腹中諸疾痛，當歸芍藥散主之（一云：治壞妊腹中疼痛）。

婦人腹中痛，小建中湯主之。方在《傷寒》中（一云：腹中痛，小便利，理中湯主之）。

平咽中如有炙腐喜悲熱入血室腹滿證第六

婦人咽中如有炙腐狀，半夏厚朴湯主之。

婦人藏燥，喜悲傷，欲哭，象如神靈，所以數欠，甘草小麥湯（主之）。

婦人中風，發熱惡寒，經水適來，得之七八日，熱除，脉遲，身凉，胸脅下滿如結胸狀，其人譫語，此爲熱入血室，當刺期門，隨其虚實而取之。

婦人中風七八日，續有寒熱，發作有時，經水適斷者，此爲熱入血室，其血必結，故使如瘧狀，發作有時，小柴胡湯主之。方在《傷寒》中。

婦人傷寒發熱，經水適來，晝日了了，暮則譫語，如見鬼狀，此爲熱入血室，無犯胃氣，若上二焦，必當自愈（二字疑）。

陽明病，下血而譫語，此爲熱入血室，但頭汗出者，當刺期門，隨其實而寫之，濈然汗出者則愈。

婦人少腹滿如敦敦狀（《要畧》云：滿而熱），小便微難而不渴，生後（生後疑）者，此爲水與血并結在血室，大黄甘遂湯主之。

婦人陰寒，温中坐藥，蛇床子散主之。

婦人著坐藥，強下其經，目眶爲痛，足跟難以踐地，心中狀如懸。

平陰中寒轉胞陰吹陰生瘡脱下證第七

問曰：有一婦人病，飲食如故，煩熱不得卧而反倚息者，何也？師曰：得病轉胞，不得溺也，何以故？師曰：此人故肌盛，頭舉身滿，今反羸瘦，頭舉中空感（一作减），胞繫了戾，故致此病。但利小便則愈，宜服腎氣圓，以中有茯苓故也。方在《虚勞》中。

師曰：脉得浮緊，法當身軀疼痛。設不痛者當射云。何因當射？言若腸中痛，腹中鳴，欬者，因失便，婦人得此脉者，法當陰吹。

師曰：寸口脉浮而弱，浮則爲虚，弱則無血，浮則短氣，弱則有熱，而自汗出。趺陽脉浮而濇，浮則氣滿，濇則有寒，喜噫吞酸，其氣而下，少腹則寒。少陰脉弱而微，微則少血，弱則生風，微弱相搏，陰中惡寒，胃氣下泄，吹而正喧。

師曰：胃氣下泄，吹而正喧，此穀氣之實也，膏髮導之。

少陰脉滑而數者，陰中則生瘡。

少陰脉數則氣淋，陰中生瘡。

婦人陰中蝕瘡爛，狼牙湯洗之。

婦人藏腫如瓜，陰中疼引腰痛者，杏仁湯主之。

少陰脉弦者，白腸必挺核。

少陰脉浮而動，浮則爲虛，動則爲痛，婦人則脱下。

平婦人病生死證第八

診婦人漏血下赤白，日下血數升，脉急疾者，死；遲者，生。

診婦人漏下赤白不止，脉小虛滑者，生；大緊實數者，死。

診婦人新生乳子，脉沉小滑者，生；實大堅弦急者，死。

診婦人疝瘕積聚，脉弦急者生；虛弱小者，死。

診婦人新生乳子，因得熱病，其脉懸小，四肢温者生；寒清者，死。

診婦人生產，因中風、傷寒、熱病，喘鳴而肩息，脉實大浮緩者生；小急者，死。

診婦人生產之後，寸口脉炎疾不調者，死；沉微附骨不絶者生。

金瘡在陰處，出血不絶，陰脉不能至陽者，死；接陽而復出者，生。

平小兒雜病證第九

小兒脉，呼吸八至者平，九至者傷，十至者困。

診小兒脉，法多雀鬬，要以三部脉爲主。若緊爲風癎，沉者乳不消，弦急者客忤氣。

小兒是其日數應變蒸之時，身熱而脉亂，汗不出，不欲食，食輒吐哯者，脉亂無苦也。

小兒脉沉而數者，骨間有熱，欲以腹按冷清也。

小兒大便赤，青瓣，飧泄，脉小，手足寒，難已；脉小，手足温，易已。

小兒病困，汗出如珠，著身不流者，死。

小兒病，其頭毛皆上逆者，必死。耳間青脉起者，瘈痛。

小兒病而囟陷入，其口唇乾，目皮反，口中氣出冷，足與頭相抵，卧不舉身，手足四肢垂，其卧正直如得縛，其掌中冷，皆死，至十日不可復治之。

新刊王氏脉經卷第十（手檢圖三十一部）

朝散大夫守光禄卿直秘閣判登聞檢院上護軍臣林億　等類次

右足三陽脉

右足三陰脉

右陽蹻陰蹻帶脉

右手三陰脉

右陽維陰維陽絡陰絡脉

右任衝督三脉

右平五藏脉

《經》言：肺者，人之五藏華蓋也，上以應天，解理萬物，主行精氣，法五行四時，知五味。寸口之中，陰陽交會，中有五部，前後左右，各有所主，上下中央，分爲九道，浮沉結散，知邪所在，其道柰何？

岐伯曰：脉大而弱者，氣實血虚也。脉大而長者，病在下候。浮直上下交通者，陽脉也。堅在腎，急在肝，實在肺。前如外者，足太陽也。中央如外者，足陽明也。後如外者，足少陽也。中央直前者，手少陰也。中央直中者，手心主也。中央直後者，手太陰也。前如内者，足厥陰也。中央如内者，足太陰也。後如内者，足少陰也。前部左右彈者，陽蹻也。中部左右彈者，帶脉也。後部左右彈者，陰蹻也。從少陽之厥陰者，陰維也。從少陰之太陽者，陽維也。來大時小者，陰絡也。來小時大者，陽絡也。

前如外者，足太陽也。動苦頭項腰痛，浮爲風，澀爲寒熱，緊爲宿食。

前如外者，足太陽也。動苦目眩，頭頸項腰背強痛也。

男子陰下濕，女子月水不利，少腹痛引命門，陰中痛。

子藏閉，浮爲風，澀爲寒血，滑爲勞熱，緊爲宿食，針入九分，却至六分。

中央如外者，足陽明也。動苦頭痛，面赤，微滑，苦大便不利，腸鳴，不能食，足脛痺。

中央如外者，足陽明也。動苦頭痛，面赤熱，浮微滑，苦大便不利，喜氣滿，滑者爲飲，澀爲嗜卧，腸鳴不能食，足胻痺，針入九分，却至六分。

後如外者，足少陽也。動苦腰背胻股肢節痛。

後如外者，足少陽也。浮爲氣澀，澀爲風血，急爲轉筋，弦爲勞，針入九分，却至六分。

右足三陽脉

前如内者，足厥陰也。動苦少腹痛，月經不利，子藏閉。

前如内者，足厥陰也。動苦少腹痛與腰相連，大便不利，小便難，莖中痛，女子月水不利，陰中寒，子門壅絶内，少腹急，男子疝氣，兩丸上入，淋也，針入六分，却至三分。

中央如内者，足太陰也。動苦胃中痛，食不下，欬唾有血，足脛寒，少氣，身重，從腰上狀如居水中。

中央如内者，足太陰也。動苦腹滿，上管有寒，食不下，病以飲食得之。沉澀者，苦身重，四肢不動，食不化，煩滿，不能卧，足脛痛，苦寒，時欬血，泄利黄，針入六分，却至三分。

後如内者，足少陰也。動苦少腹痛與心相引，背痛，淋，從高墮下傷於内，小便血。

後如内者，足少陰也。動苦小腹痛與心相引，背痛，淋，從高墮下傷於尻内，便血裏急，月水來，上搶心，胸脅滿拘急，股裏急也，針入六分，却至三分。

右足三陰脉

前部左右彈者，陽蹻也。動苦腰背痛，微澀爲風癇，取陽蹻。

前部左右彈者，陽蹻也。動苦腰痛，癲癇，惡風，偏枯，僵仆羊鳴，瘰痺，皮膚身體強（一作淫）痺，直取陽蹻，在外踝上三寸，直絶骨是也。

中部左右彈者，帶脉也。動苦少腹痛引命門，女子月水不來，絶繼復下止，陰辟寒，令人無子，男子苦少腹拘急，或失精也。

後部左右彈者，陰蹻也。動苦癲癇，寒熱，皮膚強（一作淫）痺。

後部左右彈者，陰蹻也。動苦少腹痛，裏急，腰及髖窌下相連陰中痛，男子陰疝，女子漏下不止。

右陽蹻陰蹻帶脉

中央直前者，手少陰也。動苦心痛。微堅，腹脅急。實堅者，爲感忤。纯虚者，爲下利，腸鳴。滑者，爲有娠，女子陰中癢痛，痛出玉門上一分前。

中央直中者，手心主也。動苦心疼，面赤，食苦，咽多，喜怒。微浮者，苦悲傷，恍惚不樂也。澀爲心下寒。沉爲恐怖，如人捕之狀也，時寒熱，有血氣。

中央直後者，手太陰也。動苦欬逆，氣不得息。浮爲内風。緊澀者，胸中有積熱，時欬血也，有沉熱。

右手三陰脉

從少陰斜至太陽，是陽維也。動苦肌肉痺癢。

從少陰斜至太陽，是陽維也。動苦顛，僵仆羊鳴，手足相引，甚者失音不能言，癲疾，直取客主人，兩陽維脉，在外踝絶骨下二寸。

從少陽斜至厥陰，是陰維也。動苦癲癇，僵仆羊鳴。

從少陽斜至厥陰，是陰維也。動苦僵仆，失音，肌肉淫癢痺，汗出惡風。

脉來暫大暫小，是陰絡也（一作結）。動若肉痺，應時自發，身洗洗也。

脉來暫小暫大者，是陽絡也（一作結）。動苦皮膚痛，下部不仁，汗出而寒也。

右陽維陰維陽絡陰絡脉

前部横於寸口丸丸者，任脉也。動苦少腹痛，逆氣搶心，胸拘急不得俛仰。

三部俱牢，直上直下者，衝脉也。動苦胸中有寒疝。

三部俱浮，直上直下者，督脉也。動苦腰脊強痛不得俛仰，大人癲，小兒癇。

右任衝督三脉

肺脉之來也，如循榆葉曰平，如風吹毛曰病，如狀連珠者死，期丙丁日，禺中、日中。

心脉之來也，如反筭莞大曰平，如連珠曰病，前曲後居如帶鉤者死，期壬癸日，人定、夜半。

肝脉之來也，搏而若曰平，如張新弓弦曰病，如雞踐地者死，期庚辛日，晡時、日入。

脾脉之來也，阿阿如緩曰平，如雞舉足曰病，如鳥之啄，如水之瀉者死，期甲乙日，平旦日出。

腎脉之來也，微細以長曰平，來如彈石曰病，去如解索者死，期戊己日，食時、日昳、黄昏、雞鳴。

右平五藏脉

寸口中脉躁竟尺，關中無脉應，陽干陰也。動苦腰背腹痛，陰中若傷，足寒，刺足太陽、少陰，直絶骨入九分，灸太陰五壯。

尺中脉堅實竟尺，寸口無脉應，陰干陽也。動苦兩脛腰重，少腹痛，癲疾，刺足太陰踝上三寸，針入五分，又灸太陽、陽蹻，在足外踝上三寸直絶骨是也。

寸口脉緊，關至魚際下，小按之如持維竿（一作雞毛）狀，其病腸鳴，足痺痛痠，腹滿，不能食，得之寒温，刺陽維，在外踝上三寸間也，入五分，此脉出魚際。

寸口脉沉著骨，反仰其手，乃得之，此腎脉也。動苦少腹痛，腰體痠，癲疾，刺腎俞，入七分，又刺陰維，入五分。

初持寸口中脉，如細堅狀，久按之，大而深。動苦心下有寒，胸脅苦痛，陰中痛，不欲近丈夫也，此陰逆，刺期門，入六分，又刺腎俞，入五分，可灸胃管七壯。

初持寸口中脉，如躁狀洪大，久按之，細而堅牢。動苦腰腹相引痛，以下至足胻重也，不能食，刺腎俞，入四分至五分，亦可灸胃管七壯。

尺寸俱沉，但有關上脉，苦寒，心下痛。

尺寸俱沉，關上無有者，苦心下喘。

尺寸俱數，有熱；俱遲，有寒。

尺寸俱微，厥，血氣不足，其人少氣。

尺寸俱濡弱，發熱，惡寒，出汗（一云：内温熱，手足逆冷，汗出）。

寸口沉，胸中痛引背（一云：短氣）。

關上沉，心痛，上吞酸。

尺中沉，引背痛。

寸口伏，胸中有逆氣。

關上伏，有水氣，泄溏。

尺中伏，水穀不消。

寸口弦，胃中拘急（一作心下愊愊）。

關上弦，胃中有寒，心下拘急。

尺中弦，少腹臍下拘急。

寸口緊，頭痛，逆氣。

關上緊，心下痛。

尺中緊，臍下少腹痛。

寸口澀，無陽，少氣。

關上澀，無血，厥冷。

尺中澀，無陰，厥冷。

寸口微，無陽，外寒。

關上微，中實（一作胃虛），能食，故裏急（一作無胃氣）。

尺中微，無陰，厥冷，腹中拘急。

寸口滑，胸滿逆。

關上滑，中實逆。

尺中滑，下利，少氣。

寸口數，即吐。

關上數，胃中有熱。

尺中數，惡寒，小便赤黄。

寸口實，即生熱；虛，即生寒。

關上實，即痛；虛，即脹滿。

尺中實，即小便難，少腹牢痛；虛，即閉塞。

寸口芤，吐血；微芤，衄血。

關上芤，胃中虛。

尺中芤，下血；微芤，小便血。

寸口浮，其人中風，發熱，頭痛。

關上浮，腹痛，心下滿。

尺中浮，小便難。

寸口遲，上焦有寒。

關上遲，弱，無胃氣，有熱。

尺中遲，下焦有寒，背痛。

寸口濡，陽弱，自汗出。

關上濡，下重。

尺中濡，少血，發熱，惡寒。

寸弱，陽氣少。

關弱，無胃氣。

尺弱，少血。

右雜言三部二十四種脉。